SAUVETAGE

DES INCENDIÉS

APPLICATION DU PRÉCEPTE

AIDE-TOI, LE CIEL T'AIDERA

PAR

CHARRIÈRE

ANCIEN FABRICANT D'INSTRUMENTS DE CHIRURGIE

OFFICIER DE LA LÉGION D'HONNEUR.

PARIS

TYPOGRAPHIE DE HENRI PLON

IMPRIMEUR DE L'EMPEREUR

RUE GARANCIÈRE, 8

1870

SAUVETAGE

DES INCENDIÉS.

PARIS. — TYPOGRAPHIE DE HENRI PLON

IMPRIMEUR DE L'EMPEREUR

8, RUE GARANCIÈRE.

SAUVETAGE

DES INCENDIÉS

PAR

CHARRIÈRE

ANCIEN FABRICANT D'INSTRUMENTS DE CHIRURGIE,
OFFICIER DE LA LÉGION D'HONNEUR.

(Prix Montyon décerné par l'Académie des Sciences, dans sa séance
du 11 juillet 1870.)

Ire PARTIE : Sauvetage à opérer par soi-même.

(AIDE-TOI, LE CIEL T'AIDERA.)

PAR CHARRIÈRE.

IIe PARTIE : Sauvetage à opérer du dehors.

SIMPLES RECHERCHES ET ESSAIS D'APPAREILS,

PAR MM. CHARRIÈRE, ROBERT ET COLLIN, ET LEBLOND.

PARIS

TYPOGRAPHIE DE HENRI PLON

IMPRIMEUR DE L'EMPEREUR

8 ET 10, RUE GARANCIÈRE.

1870

RAPPORTS

1° DE LA COMMISSION DES ARTS INSALUBRES DE L'ACADÉMIE DES
SCIENCES POUR LA FONDATION MONTYON.

2° DE LA COMMISSION DE GYMNASTIQUE INSTITUÉE PRÈS LE
MINISTÈRE DE L'INSTRUCTION PUBLIQUE.

PRIX DIT DES ARTS INSALUBRES

FONDÉ PAR M. DE MONTYON.

RAPPORTS DE MM. CHEVREUL ET COMBES

(Concours de l'année 1869)

SUR LES PROCÉDÉS DE SAUVETAGE DANS LE CAS D'INCENDIE

Par M. CHARRIÈRE.

Plusieurs pièces ont été examinées par la Commission des Arts insalubres. Deux seulement ont arrêté son attention ; mais ce n'est pas dire que les autres sont rejetées à toujours, parce que, depuis l'origine de la fondation Montyon concernant les Arts insalubres, un travail écarté aujourd'hui n'est pas frappé d'une exclusion définitive, et il est tels travaux, auxquels un simple encouragement avait été donné, qui, plus tard, ont rendu des services assez multipliés et assez considérables pour qu'on les ait jugés alors dignes d'un prix.

. . . .

. . . .

La Commission, après avoir examiné avec une attention toute particulière les procédés de sauvetage, dans le cas d'incendie, de M. Charrière ; après avoir été témoin, dans la grande cour du Palais de l'Institut, du mécanisme de ces procédés, a pensé, à l'unanimité de ses Membres, que si ces procédés ne sont point encore entrés dans la pratique, vu leur simplicité, leur nouveauté et la facilité de leur exécution ;

ils donnent droit à leur auteur, M. Charrière, à un prix que la Commission propose de porter au maximum de *deux mille cinq cents francs*.

La Commission, avons-nous dit, a examiné avec une attention toute particulière les procédés de M. Charrière, et voici pourquoi : les Commissions auxquelles nous succédons ont constamment observé le principe de ne donner des prix qu'à des procédés *mis en pratique avec un succès constaté*, et ce principe nous le maintenons comme excellent à tous égards.

Les considérations suivantes, pensons-nous, convaincront l'Académie que la Commission n'y a pas été infidèle en décernant ce prix à M. Charrière.

On verra d'abord, dans le Rapport ci-annexé de M. Combes, les détails des appareils de sauvetage imaginés par M. Charrière et la raison de leur efficacité ; en outre, les conclusions des épreuves auxquelles une Commission des sapeurs-pompiers de la ville de Paris les a soumis. M. le lieutenant-colonel de Dionne, organe de cette Commission, s'énonce en ces termes : « Aussi la Commission croit qu'il serait très-avantageux, *dans* » *l'intérêt de la sûreté publique,* que cet appareil fût en quan- » tité suffisante déposé dans les hôpitaux, les lycées, institu- » tions, etc., partout, en un mot, où les sauvetages pourraient, » en raison du grand nombre des personnes à sauver, présenter » de sérieuses difficultés, et que le corps des sapeurs-pompiers » aura dans cet appareil une précieuse ressource toutes les fois » qu'il le trouvera dans une habitation où doivent se faire les » sauvetages. » En présence de ces faits, la Commission des Arts insalubres n'aurait-elle pas paru à l'Académie manquer à la volonté du fondateur des prix concernant les Arts insalubres, si elle n'avait pas profité de l'occasion d'en décerner un à un homme qui, de simple ouvrier devenu fondateur d'un établissement considérable, a reçu, à la suite des Expositions de l'industrie, d'abord la croix de chevalier, puis celle d'officier de la Légion d'honneur, et qui, retiré des affaires après une fortune honorablement acquise, a consacré ses loisirs et son argent à l'accomplissement de l'œuvre à laquelle nous proposons à l'Académie de décerner le prix des Arts insalubres le plus élevé. Certes, l'Académie, en le votant, ne trouvera que des approbateurs parmi les nombreuses personnes qui connaissent la vie industrielle de M. Charrière et les services qu'il a rendus à la chirurgie.

RAPPORT DE M. COMBES

SUR LES APPAREILS DE SAUVETAGE DE M. CHARRIÈRE.

La Commission décerne un prix à M. Charrière, ancien fabricant d'instruments de chirurgie, pour les moyens et appareils qu'il a imaginés ou perfectionnés, afin de faciliter le sauvetage des personnes surprises par un incendie et auxquelles il ne reste d'autre issue que les fenêtres de la maison envahie par les flammes.

M. Charrière a cherché d'abord à assurer aux personnes ainsi mises en péril la possibilité de se sauver elles-mêmes, sans l'aide de secours apportés de l'extérieur. Les moyens qu'il propose pour cela sont des plus simples. Tout le monde connaît les poulies installées au-dessus des fenêtres des greniers ou étages supérieurs d'un édifice, pour élever ou descendre des fardeaux tels que bottes de foin, sacs de blé ou de farine, etc. M. Charrière apporte à la poulie ordinaire les additions suivantes : la gorge est élargie de manière à contenir deux ou trois circonvolutions de la corde; l'axe avec lequel elle est solidaire est prolongé, à l'une de ses extrémités, en dehors de la chappe qu'il traverse, et sur ce prolongement est fixée une roue à rochet sur laquelle est appuyé, par l'action d'un ressort d'acier, un *valet* tournant autour d'un axe fixe saillant sur la joue extérieure de la chappe; ce valet, engagé dans les dents de la roue, laisse la poulie libre de tourner dans un seul sens, en mettant obstacle à la rotation de sens contraire ; une corde, d'une longueur au moins égale à un peu plus de deux fois l'élévation de la poulie au-dessus du sol extérieur, est enroulée deux ou trois fois autour de cette poulie *mi-fixe*.

Au moyen de cet appareil, une personne d'une force et d'une adresse médiocres peut, sans aucun aide extérieur, descendre de la fenêtre sur le sol en modérant, autant qu'elle le voudra, la vitesse de la descente, ou remonter de l'extérieur à la hauteur de la fenêtre. Les manœuvres, à la descente et à la montée surtout, sont singulièrement facilitées par une ceinture de sauvetage semblable à celle des sapeurs-pompiers. Cette ceinture entoure le corps en dessous des aisselles, est munie d'un ou deux anneaux de fer solidement fixés, qui sont amenés en avant sur la poitrine de la personne qui en fait usage, et d'un taquet en fer ayant la forme d'un croissant fixé par son milieu, la convexité appliquée contre la ceinture et les deux cornes faisant saillie. Ce taquet se trouve près de l'anneau ou des anneaux d'attache et est aussi ramené sur la poitrine à la partie antérieure du corps.

Pour la descente, l'extrémité du brin de la corde de sauvetage, pendant du côté de la poulie vers lequel la rotation est empêchée par le valet engagé entre les dents de la roue à rochet, étant ramenée près de la poulie, et l'autre brin pendant jusqu'à terre, la personne, que nous supposons pourvue de la ceinture de sauvetage, commence par s'attacher solidement à l'extrémité de la corde passée dans les anneaux au moyen de deux ou trois nœuds faciles à faire ; puis, en tirant avec les mains sur le brin pendant de la corde, elle se soulève à la hauteur de l'appui de la fenêtre, franchit cet appui et se laisse descendre en modérant la vitesse autant qu'elle le veut ; il suffit, pour cela, qu'elle exerce avec les mains, sur le brin de la corde auquel elle n'est point attachée, une légère traction qui, ajoutée à l'action du frottement développé par la corde qui glisse sur le contour de la poulie rendue fixe, fera équilibre à la plus grande partie de son propre poids supportée par le brin de la corde auquel elle est suspendue. Veut-elle s'arrêter complètement en un point quelconque de la descente, elle n'a qu'à augmenter un peu la traction qu'elle exerce avec les mains sur le brin pendant de la corde, pour que cette traction, réunie au frottement, devienne prépondérante par rapport au reste de son poids, et la vitesse sera bientôt tout à fait éteinte ; si elle veut stationner dans cette position, il lui suffira de tourner une fois ou deux le brin pendant de la corde autour du taquet de sa ceinture. Elle restera alors suspendue, avec le libre usage de ses mains.

La manœuvre pour monter du sol de la rue ou d'un point de stationnement à la hauteur de la fenêtre, sans être beaucoup plus difficile que la manœuvre à la descente, exigera cependant un peu plus de force et d'adresse. Il faudra, en effet, pour l'ascension, que l'opérateur tire avec les mains, sur le brin pendant librement de la corde, de manière à lui faire porter plus de la moitié de son poids, ce qui entraînera la rotation de la poulie et de la roue à rochet solidaire avec elle, avec soulèvement du valet, qui s'engagera dans les dents successives de la roue. La traction sur le brin pendant devenant moindre, la poulie ne pourra pas tourner en sens contraire, et la hauteur gagnée restera acquise ; un nouvel effort de traction sur le brin pendant, exercé avec un mouvement de ressaut de l'opérateur de bas en haut, le fera arriver plus haut, et ainsi de suite. L'opérateur pourra, en cas de fatigue, couper son ascension par des intervalles de repos complet en enroulant le brin pendant de la corde autour du taquet de la ceinture. La poulie *mi-fixe* n'est utile, comme on le voit, que pour l'ascension ; dans la descente, elle peut être remplacée par une poulie en bois fixe, dont l'axe en fer serait solidaire avec la chappe, et dont la gorge, assez large pour recevoir deux ou trois circonvolutions de la corde de sauvetage, pourrait être recouverte d'une lame mince de cuivre, afin de prévenir toute chance d'échauffement excessif par le frottement de la corde.

Il n'est pas possible que les fenêtres des maisons restent garnies de poulies saillantes et pendantes à l'extérieur et garnies d'une corde de sauvetage, en prévision des chances d'incendies subits et violents qui auraient coupé toute retraite par les escaliers. Aussi M. Charrière admet-il que l'appareil consistant en une poulie fixe ou mi-fixe, garnie de sa corde de sauvetage, sera conservé dans l'appartement et mis en place au moment même de s'en servir. Il s'est préoccupé avec juste raison de rendre cette mise en place très-facile et très-prompte, et, avant tout, de chercher un appui offrant des garanties suffisantes de solidité et qui se rencontrât partout. Après de nombreux essais, *il s'est arrêté au moyen suivant, qui nous paraît aussi nouveau qu'ingénieux.*

La chappe ou étrier de la poulie porte à sa partie supérieure un anneau allongé en fer venu de forge avec la chappe, qui est saisi dans l'anse formée par une forte et large sangle pliée sur elle-même, dont les deux extrémités vont se rattacher à une forte plaque en acier de forme rectangulaire. Une fente parallèle aux longs côtés de la plaque est pratiquée dans son milieu ; on passe dans cette fente les extrémités de la sangle repliée, qui vont l'une et l'autre s'enrouler derrière la plaque, autour d'une verge ou tringle en fer plus longue et plus large que la fente ; elles sont solidement attachées à cette tringle et entre elles. La chappe de la poulie se trouve ainsi reliée à la plaque par la sangle repliée, qui a, entre deux, une longueur de 25 à 30 centimètres. La plaque est garnie à sa face interne, c'est-à-dire du côté regardant la poulie, de six pointes faisant saillie à ses quatre angles et vers les milieux de ses longs côtés ; elle est munie, en outre, d'une douille en fer, profonde de 15 à 20 centimètres, appliquée à sa face externe, au milieu d'un des longs côtés, et d'un diamètre assez grand pour qu'on puisse y enfoncer un manche cylindrique en bois d'une certaine longueur, tel que le manche d'un balai. La corde de sauvetage est placée sur la poulie, qu'elle enveloppe deux ou trois fois : une de ses extrémités ramenée près de la poulie est rattachée à

la corde pendante de l'autre côté par une ficelle; le reste de
la corde, dont la longueur est, comme nous l'avons dit, un
peu plus que double de la hauteur des fenêtres au-dessus du
sol extérieur, est enroulée sur un dévidoir de forme appro-
priée. Au moment du danger, la fenêtre est ouverte; on jette,
à l'aide du manche, la sangle sur l'extrémité supérieure du
battant de la croisée portant l'espagnolette ou crémone, tout
près de l'espagnolette, la plaque étant du côté de l'intérieur,
la poulie du côté de l'extérieur; on ferme ce battant de croisée
après avoir amené la plaque en fer à être appliquée sur le
barreau supérieur; on accroche l'espagnolette par le bas et
l'on fait effort en tirant sur la poulie qui est à l'extérieur. La
plaque s'applique, à l'intérieur, tout à la fois sur le barreau
supérieur de la croisée et sur son dormant; les pointes dont
elle est garnie s'y enfoncent, et la poulie se trouve ainsi suspendue par la sangle pincée entre le barreau supérieur de la
croisée et son dormant, à un point d'appui fixe qui, dans le
cas même où les bois de la croisée seraient vieux et vermou-
lus, offriraient encore d'excellentes garanties de solidité.

La personne qui dirige le sauvetage jette alors par la fenêtre le paquet formé par la corde de sauvetage enroulée sur
son dévidoir, détache la ficelle qui lie l'extrémité supérieure
de la corde au brin pendant de l'autre côté, attache à cette
extrémité directement ou par l'intermédiaire de la ceinture de
sauvetage la personne qui doit descendre, l'aide au besoin à
monter sur l'appui de la fenêtre. La descente s'opère par la
manœuvre déjà décrite.

Une Commission, composée d'officiers du régiment des sapeurs-pompiers de Paris, présidée par M. le lieutenant-colonel
de Dionne, a soumis à de nombreuses expériences l'appareil
de M. Charrière. Voici le jugement qu'elle en a porté dans un
Rapport écrit par son Président.

« Ce dernier appareil a été expérimenté par la Commission,
qui a reconnu qu'il était de nature à inspirer toute confiance,
que sa simplicité, sa légèreté, la facilité de la manœuvre

étaient telles qu'elles lui paraissent constituer un progrès, très-réel et très-important dans la science des sauvetages.

» M. Charrière a résolu de la manière la plus ingénieuse, la plus simple et la plus sûre, le problème tant de fois cherché de trouver de suite un point suffisamment solide dans l'intérieur de la pièce où doit se faire le sauvetage. Aussi la *Commission, à l'unanimité, croit qu'il serait très-avantageux, dans l'intérêt de la sûreté publique, que cet appareil fût en quantité suffisante déposé dans les hôpitaux, les lycées, institutions, etc., partout, en un mot, où les sauvetages pourraient, en raison du grand nombre de personnes en danger, présenter de sérieuses difficultés, et que le corps des sapeurs-pompiers aura dans cet appareil une ressource précieuse, toutes les fois qu'il le trouvera dans une habitation où doivent se faire les sauvetages.* »

Les expériences répétées en notre présence, dans les bâtiments mêmes du palais de l'Institut, ont eu, comme les précédentes, un plein succès, et confirment l'opinion favorable exprimée par la Commission d'officiers du régiment des sapeurs-pompiers de Paris, dont l'autorité est si grande en pareille matière.

Il sera sans doute possible et même assez facile de décider les administrateurs d'établissements tels que les hôpitaux, les lycées, les institutions, etc., à y faire déposer et conserver en bon état de service un nombre convenable d'appareils aussi simples que celui dont il s'agit, et à avoir dans leur personnel plusieurs individus exercés à l'installer rapidement et à en faire usage non-seulement pour eux-mêmes, mais pour diriger le sauvetage, en attendant au moins l'arrivée des sapeurs-pompiers, qui, l'appareil à poulie mi-fixe une fois installé, pourront monter du dehors et venir prendre la direction des opérations. Mais on ne peut espérer que la connaissance et l'usage de cet appareil soient, avant longtemps au moins, assez répandus pour qu'on le trouve au besoin dans les habitations particulières. Il faudra donc presque toujours que l'appareil soit apporté par les pompiers eux-mêmes, qui accé-

deront au logis incendié en usant de leurs échelles, ou y pé-
nétreront, comme ils le font actuellement, par les toits ou par
des brèches ouvertes dans les maisons voisines. Pour le cas où
ces voies d'accès n'existeraient pas et où l'on n'aurait point
d'échelles de longueur suffisante, M. Charrière propose d'établir une communication entre les habitants de la maison et les
pompiers ou autres personnes de l'extérieur par un procédé
imité du porte-amarre, ou des flèches de sauvetage Delvigne.
M. Charrière attache à une simple balle ronde en caoutchouc un bout de la ligne qui est attachée par son autre extrémité à l'angle d'une plaque en tôle sur lequel elle est envi-
dée. Il déroule la ligne, l'étend sur le sol, en ayant soin
d'écarter tout obstacle qui l'empêcherait de suivre la balle
qu'on lance dans la direction de la fenêtre ou du balcon à atteindre : avec un peu d'adresse, on réussit à la faire arriver
après deux ou trois tentatives. On peut aussi faire arriver le
bout de la ligne au balcon, au moyen d'une longue tige légère,
composée, comme les lignes de pêche, de plusieurs parties
creuses rentrant à coulisse les unes dans les autres. Les habitants du logis, une fois en possession de l'extrémité de la
ligne, l'attachent à un point fixe et peuvent amener à eux la
poulie fixe ou *mi-fixe* avec ses accessoires; il suffit que l'une
des personnes présentes connaisse le moyen de la fixer entre
le battant d'une croisée et son dormant. Si l'appareil ainsi introduit est la poulie mi-fixe, avec roue à rochet, un pompier
pourra monter et prendre la direction du sauvetage.

M. Charrière décrit minutieusement, dans sa brochure sur
le sauvetage des incendies, les appareils précédents, les manœuvres à faire et plusieurs accessoires utiles, en particulier
les sacs de sauvetage, dans lesquels on peut placer des femmes,
des enfants ou des malades.

Après la lecture de ces Rapports, les conclusions d'accorder :

1° . . . .
. . . .

2° Un prix de 2,500 francs à M. Charrière, pour ses appareils de sauvetage,

sont adoptées par l'Académie.

COMMISSION PERMANENTE DE GYMNASTIQUE.

RAPPORT

ADOPTÉ PAR LA COMMISSION DE GYMNASTIQUE[1], DANS LA SÉANCE
DU 2 JUIN 1870,

SUR UN APPAREIL DE SAUVETAGE DES INCENDIÉS

Présenté par M. CHARRIÈRE, l'inventeur,

à Son Excellence le Ministre de l'Instruction publique.

Conformément aux ordres de Son Excellence le Ministre de
l'instruction publique, la Commission permanente de gymnastique s'est réunie le 27 mai 1870, à l'effet d'apprécier un appareil de sauvetage des incendiés dont M. Charrière est l'auteur,
et d'émettre son opinion sur l'introduction de cet appareil dans
les lycées et autres établissements d'instruction publique.

Après la lecture de la lettre du 6 juillet 1869, par laquelle
M. Charrière demandait au Ministre l'expérience de son appareil, et celle du 27 mai 1870 du même auteur, adressée au président de la Commission, M. Charrière a procédé à l'exposition
de son système de sauvetage à une fenêtre située au troisième

---

[1] Cette Commission se compose de : MM. le baron LARREY, membre
de l'Institut, président; MOURIER, vice-recteur de l'Académie de Paris;
JULLIEN, proviseur du lycée du Prince Impérial; le docteur BOUVIER, de
l'Académie de médecine; le docteur HILLAIRET, médecin de l'hôpital Saint-
Louis et du lycée Saint-Louis; DE FÉRAUDY, capitaine commandant l'École
normale militaire de gymnastique; VERGNES, capitaine en retraite, ancien
directeur des gymnases des sapeurs-pompiers de la ville de Paris; E. DE
RESBECQ, chef de bureau au ministère de l'instruction publique, secrétaire.

étage de l'une des cours du ministère et désignée par la Commission.

L'appareil proposé se compose :

1° *D'une plaque* d'acier trempé à ressort, munie de six pointes destinées à s'engrener dans le bois du bâti et dans le bois de la partie supérieure du battant de croisée le plus près possible de l'espagnolette ou crémone ; à cette plaque est soudé un écrou pour recevoir une hampe ;

2° *D'une mortaise* qui est pratiquée dans le milieu de la plaque, pour y passer deux sangles cousues côte à côte et enroulées sur une tringle en fer, rivée aux deux bouts et servant de point d'arrêt sur la plaque ;

3° *D'un anneau* en fer placé à l'extrémité de la sangle, destiné à recevoir la poulie ;

4° *D'une poulie* en bois léger, à gorge assez large pour recevoir deux ou trois tours de corde, revêtue d'une feuille de cuivre rouge pour éviter l'échauffement du bois par le frottement de la corde, et munie d'un cliquet avec son ressort d'appui, d'une roue à rochet formant arrêt ;

5° *D'un porte-mousqueton* adapté à la poulie, pour permettre de l'accrocher au point fixe ;

6° *D'une corde* de dix-sept millimètres de diamètre, enroulée sur la poulie et ayant une longueur d'un peu plus de deux fois la hauteur de l'étage auquel on doit opérer ;

7° *D'un enrouloir* destiné à rouler la corde dans toute sa longueur pour être jetée d'un étage supérieur sans se vriller ;

8° *D'une ou de deux ceintures* de sauvetage, selon le cas, en sangle, garnie de trois anneaux en fer, et le taquet de même métal ;

9° *D'une hampe* en bois avec sa vis en fer, pour être assemblée à la plaque portant la sangle, destinée à aider au placement de l'appareil sur une croisée trop élevée pour y atteindre sans cet auxiliaire.

Pendant l'expérience, la Commission s'est rendu compte, après le placement de l'appareil à la croisée désignée, de la facilité avec laquelle M. Charrière a fait opérer le sauvetage de deux personnes simultanément ou alternativement.

Elle a également apprécié la possibilité, que l'appareil donne aux sauveteurs, soit de s'arrêter dans le courant du parcours pour remonter et opérer un nouveau sauvetage, soit de descendre à volonté.

Elle a émis cette opinion que ce système ingénieux et simple permettait, en l'absence de secours, de résoudre toutes les difficultés de sauvetage de l'intérieur à l'extérieur.

Quant à la question de sauvetage de l'extérieur à l'intérieur, M. Charrière propose de mettre un étage quelconque en possession de l'appareil, au moyen d'une simple ficelle de dimension voulue attachée à la poulie et parvenant à l'incendie, soit à l'aide d'une balle en caoutchouc plein, soit à l'aide d'une gaule en bambou, enfin soit à l'aide d'un porte-amarre.

L'auteur fait observer encore, ainsi que l'on peut s'en rendre compte par la lecture de sa brochure, à laquelle le présent rapport renvoie pour les planches, les accessoires d'appareils et les prix, que, selon les circonstances, la poulie peut s'adapter non-seulement au châssis d'une fenêtre, mais encore à tout autre point suffisamment fixe de la construction d'une maison.

Après l'expérience, les membres de la Commission, réunis dans la salle des séances, ont émis à l'unanimité cette opinion qu'il y avait lieu de proposer à Son Excellence le Ministre l'adoption de l'appareil et sa mise en pratique dans les établissements de l'Université et dans les lycées, où son exercice deviendrait le complément de l'éducation gymnastique.

Pour aider à l'étude de l'emploi de l'appareil proposé, qui serait mis en réserve dans une des salles de l'établissement et souvent visité, il y aurait lieu d'adopter dans les lycées une façade d'un bâtiment quelconque pour y exercer, *à de rares intervalles* toutefois, et *avec la plus grande prudence,* sous la direction du professeur de gymnastique, les élèves âgés de quatorze ans au moins, d'abord au premier étage, puis au deuxième étage, qui serait la hauteur maximum.

Il y aurait également lieu d'exiger que la connaissance de cet appareil fît partie du programme d'examen des candidats à l'emploi de professeurs de gymnastique.

La Commission propose également, dans le cas où il ne serait pas possible d'utiliser une des façades de bâtiment, de faire établir sur une des murailles :

1° Un cadre de croisée s'avançant assez pour qu'un espace planchéié donne à l'élève la place nécessaire pour opérer sans danger ;

2° Une cloison perpendiculaire à l'axe du balcon ou de l'appui de la fenêtre, comme la muraille de la maison.

La brochure ci-jointe, page 96, donne les exercices qui doivent être pratiqués pour arriver à manœuvrer facilement l'appareil dans toutes les circonstances.

Enfin la Commission, ayant apprécié la pensée toute d'humanité qui a inspiré M. Charrière dans son invention, le but qu'il a atteint, croit, en terminant son Rapport, devoir signaler l'inventeur au bienveillant encouragement de Son Excellence le Ministre.

INSTRUCTION.

Avant de se servir de l'appareil pour l'instruction des élèves, il y aura lieu chaque fois de visiter principalement :

1° L'état de la sangle, de la poulie, du porte-mousqueton et des ceintures ;

2° L'état des cordes, afin de s'assurer qu'elles ne sont pas vrillées ;

3° La solidité du châssis de la fenêtre auquel on doit la fixer.

On recommandera aux élèves de tenir la tête droite pendant le parcours, de regarder le mur en face et non le vide au-dessous d'eux.

On les habituera à s'arrêter, à remonter ou à descendre souvent en route, pour leur donner la confiance du moyen dont ils disposent.

Enfin on leur enseignera à éviter de se frotter contre le mur, en s'aidant au contraire de la pointe des pieds sur les aspérités ou sur les parties saillantes, soit en montant, soit en descendant.

DE

QUELQUES MOYENS DE SAUVETAGE

POUR

LES HABITANTS D'UNE MAISON INCENDIÉE

QUAND LES FENÊTRES LEUR OFFRENT SEULES UNE ISSUE,

PROPOSITION SOUMISE AU JUGEMENT DE L'ACADÉMIE DES SCIENCES,
DE LA SOCIÉTÉ NATIONALE D'ENCOURAGEMENT,
DU CONSEIL DE SALUBRITÉ,
DU CORPS DES SAPEURS-POMPIERS DE LA VILLE DE PARIS, ETC.,

PAR CHARRIÈRE,

OFFICIER DE LA LÉGION D'HONNEUR,
ANCIEN FABRICANT D'INSTRUMENTS DE CHIRURGIE.

AVANT-PROPOS.

Notre prétention n'est pas de demander la transformation ou même la modification du matériel si complet mis à la disposition de notre corps de sapeurs-pompiers par une administration prévoyante; ce que nous tentons, c'est d'y suppléer en fournissant un moyen d'arracher à la mort ces malheureux qui, sans autre issue que les fenêtres de leur demeure en feu, font un appel trop souvent inutile à l'héroïque milice;

ce que nous tentons, c'est de mettre chaque habitant à même de se soustraire par lui-même aux atteintes du fléau, et de lui fournir en même temps les moyens de se faire secourir, soit par une personne de l'intérieur de l'habitation, soit par une personne du dehors.

Jusqu'à ces derniers temps, quels moyens de sauvetage ont été employés? L'échelle de corde, la corde à nœuds : moyens bien insuffisants si l'on compte les victimes, et presque cruels si l'on se représente l'anxiété de ceux qui, placés entre la vie et la mort, poussent des appels déchirants et doivent attendre au milieu des angoisses un secours toujours trop lent.

En 1867, l'incendie de l'Hôtel de Ville de Francfort et celui d'une maison de Strasbourg nous montrent dix personnes réduites à se précipiter par les fenêtres et trouvant ainsi la mort à laquelle elles voulaient échapper.

En 1868, à Paris, dans la rue Saint-Antoine, à proximité d'une caserne de sapeurs-pompiers, un incendie éclate; toute voie autre que les fenêtres est fermée aux habitants surpris; le caporal Thibault parvient, par un courage héroïque, à en sauver plusieurs; cependant, on se le rappelle, cinq victimes restèrent pour attester encore que le dévouement ne suffit pas en de telles occurrences et ne saurait suppléer à des moyens de sauvetage mis à la disposition immédiate des personnes menacées.

Il y a donc urgence à trouver des moyens autres que ceux que l'on a employés jusqu'ici; chacun le pense, et cependant, si nous étudions les appareils nouveaux que des philanthropes ingénieux proposent chaque jour, nous reconnaîtrons que le problème à résoudre reste tout entier. A quoi, en effet, serviront ces appareils perfectionnés, si l'incendie atteint une maison isolée, si le secours ne peut venir que de loin? La flamme semble courir, tant elle est rapide; toute issue est fermée par elle; les habitants, réveillés en sursaut, car c'est presque toujours la nuit que le fléau fait irruption, les habitants, dis-je, se précipitent instinctivement aux croisées et appellent à grands cris le secours du dehors. Leurs cris sont presque toujours sans écho, et c'est l'incendie lui-même qui, par son éclat, portera au loin la nouvelle du sinistre. On accourt, mais que de temps s'est écoulé!!! Que vont pouvoir, d'ailleurs, les plus habiles sauveteurs contre les flammes enveloppantes? Quel concours trouveront-ils chez les malheureux menacés, que le paroxysme de la terreur anéantit ou affole?

Mais, dira-t-on, vous citez une demeure isolée, c'est là une exception. — Soit; c'est au sein d'une ville que je vais placer le drame; et, pour ne pas être accusé de donner un tableau de fantaisie, j'emprunte à la *Patrie* du 20 février 1869 le récit suivant :

« Un effroyable incendie a détruit avant-hier matin de fond en comble le grand et beau théâtre de Cologne. Le feu a pris, entre quatre et cinq heures du matin, dans les garde-robes du premier étage et s'est rapidement communiqué à tout l'édifice. Une foule énorme est arrivée sur le lieu du sinistre, et pompiers, soldats et habitants ont travaillé avec énergie pour sauver le théâtre. Malheureusement les flammes étaient tellement intenses qu'on dut bientôt en désespérer. Des cris affreux se firent entendre à une fenêtre. C'était le caissier et sa famille qui, surpris par l'incendie, appelaient au secours. On fit des efforts inouïs pour les arracher à une mort imminente, mais cela fut bientôt reconnu impossible. La fumée empêchait d'approcher; — la perte de ce malheureux, de sa femme et de ses cinq enfants était certaine. Ils périrent tous dans les flammes. »

Le tableau ici est complet : — nous sommes dans une grande ville; le secours est venu de toutes parts; les sapeurs-pompiers, les soldats avaient certainement à leur disposition tous les moyens de sauvetage en usage, — et cependant sept malheureux ont péri en invoquant vainement la foule accourue à leur aide.

C'est parce que nous avons lu plus d'une fois des épisodes de cette nature, que nous sommes arrivé à cette conviction que c'est l'habitant lui-même qui doit être pourvu des moyens de sauvetage. Quand chacun, d'ailleurs, aura à sa disposition une arme contre l'incendie; quand chacun saura qu'il peut, sans secours du dehors, pourvoir à son salut et à celui des siens, il conservera son sang-froid au milieu du danger, et, s'il est secouru, il pourra seconder heureusement les efforts de ceux qui seront accourus à son aide. —C'est dans ce sens que nous avons donc dirigé nos recherches, et nous serions heureux que notre idée, déjà produite en 1867 (*Voir la note ci-après.*), fût jugée aujourd'hui d'une application immédiate. C'est pour des recherches de ce genre surtout que la récompense est dans le succès, et notre ambition serait satisfaite si nous réussissions à ouvrir une voie nouvelle. Que d'autres y entrent après nous et fassent mieux, l'humanité en profitera.

La simplicité, qui permet à tous de comprendre la manœuvre, qui rend la fabrication facile aux moins habiles, tel est le caractère essentiel des appareils que nous proposons et dont nous allons donner le dessin et la description. Les éléments des uns sont sous la main de chacun de nous; ceux des autres seront facilement établis par un bûcheron, par un menuisier, par un serrurier, et cette facilité de construction disposera, nous l'espérons, chaque père de famille à se munir d'un appareil. — On assure ses biens contre l'incendie, hésiterait-on à assurer sa vie et celle des siens?

Nous devons dire que nous avons été secondé dans nos travaux par MM. Robert et Collin (1), dont l'habileté et le désintéressement ne nous ont jamais fait défaut, et qui ont bien voulu nous procurer le concours de leur principal contre-maître, M. Leblond, dont l'intelligence est appréciée de tous ceux qui ont eu des rapports avec lui; — nous ne pouvons non plus laisser ignorer que MM. Laurent père et fils, peintres en bâtiment, nous ont indiqué plusieurs moyens de multiplier les points d'appui, et que le système à poulie qu'ils emploient pour descendre et remonter les persiennes a été pour nous une indication précieuse;

---

(1) MM. Robert et Collin, nos successeurs, fabricants d'instruments de chirurgie, rue de l'École-de-Médecine, à Paris, tiennent à la disposition du public les modèles que nous proposons; MM. Simonnot frères, quincailliers à Chaumont (Haute-Marne), veulent bien nous rendre le même service.

aussi dès 1868 l'avons-nous décrit dans un article inséré dans le journal *la Patrie* (15 octobre).

En terminant cet avant-propos, nous noterons que nos appareils seront de la plus grande utilité aux ouvriers du bâtiment, dont la vie est si souvent exposée, et qu'ils pourront, en outre, servir comme moyens de sauvetage dans toutes les circonstances où il faudra atteindre des profondeurs (mines, précipices), lors même que les victimes ne pourraient seconder les efforts de leurs sauveteurs.

NOTES A CONSULTER.

Nous croyons utile de reproduire ici quelques extraits de journaux qui prouveront que, dès 1867, notre pensée s'était portée sur la création des moyens que nous proposons aujourd'hui, et que, si nous n'avons pas été seul à chercher, du moins nous avons été seul à suivre la voie où l'on nous trouve en ce moment.

Extrait d'une note insérée dans la chronique du journal la Patrie *du 26 août 1867, et que nous lui avons adressée de Loëche-les-Bains (Suisse).*

M. Charrière, l'ancien fabricant d'instruments de chirurgie, dont le nom est si favorablement connu dans le monde scientifique et industriel, nous écrit pour nous demander de donner de la publicité au projet de quelques moyens de sauvetage en cas d'incendie.

Il le fait avec d'autant plus d'empressement qu'il vient de lire dans les journaux des détails sur l'incendie de Francfort, dans lequel des personnes ont trouvé la mort, les escaliers étant embrasés, et nul moyen ne leur étant donné pour descendre des fenêtres.

Voici ce que M. Charrière propose :

1° Une corde d'une longueur proportionnée à la hauteur des étages supérieurs;

2° Une ceinture en cuir du modèle employé pour les sapeurs-pompiers ; elle est munie de deux anneaux dans lesquels on passe la corde pour descendre des personnes plus ou moins fortes, que l'on suspend sous les bras ;

3° Un sac en étoffe solide et auquel sont fixés deux anneaux en fer pour assembler la corde et descendre une grande personne ou des enfants qui craignent le vertige;

4° Une poulie avec son armure, disposée pour être fixée à un balcon ou à un gros meuble avec une corde ou liens.

Cette poulie, qui peut servir à se descendre soi-même, n'est pas indispensable pour sauver une grande personne ou des enfants.

5° Une petite corde destinée à éloigner des balcons ou des persiennes les personnes que l'on descend, et pour être mise en usage par les personnes qui sont dans la rue, comme cela se fait pour descendre des meubles par les croisées.

C'est tout ce qui me paraît, *a priori,* nécessaire pour servir dans le plus grand nombre des cas, et que tout propriétaire pourrait avoir sans beaucoup de frais et qui serait à la disposition des personnes qui habitent chaque maison.

M. Charrière ajoute qu'il développera dans son travail les moyens de se servir de ces pièces pendant le sinistre. Au reste, dit modestement l'auteur de ces idées, la publicité qu'on leur donnera fournira à des personnes plus spéciales l'occasion de chercher et de trouver des moyens plus efficaces et préférables. Aussi n'avons-nous pas tardé, dans ce but aussi, à offrir la publicité de notre journal à M. Charrière.

Signé : PAUL GRAVIER.

Extrait d'une note insérée en octobre 1868 *dans le journal* la Patrie.

Et voici ce que M. Charrière ajoute :

Il faut maintenant faire connaître le porte-poulie ou moufle dont M. Laurent fait usage depuis nombre d'années pour descendre et remonter les persiennes des étages supérieurs avant et après leur peinture.

Cet appendice consiste en une tige de bois ou de métal ayant une longueur égale à la hauteur des croisées ordinaires et terminée à sa partie supérieure par un moufle ou poulie sur lequel se place la corde. Sa partie inférieure est taillée en bec de flûte pour prendre une position oblique sur le bord extérieur de la fenêtre ou du balcon, s'il y en a. Son principal point d'appui ou soutien a lieu au moyen d'une corde qui entoure la tige du porte-poulie et qui se termine par deux larges crochets aplatis que l'on fixe aux deux extrémités des croisées ou à celles des persiennes, de manière à maintenir le porte-moufle penché en avant comme la poulie d'un grenier à foin.

Cette pièce, que je considère comme très-importante et supérieure à la poulie que j'ai indiquée l'année dernière, sera facile à fabriquer par tous les menuisiers ou charrons des campagnes, où on n'a pas toujours à sa disposition les sapeurs-pompiers dans un moment aussi pressant. Ce porte-moufle s'applique à toutes les croisées d'une maison où les conditions du sinistre permettent de choisir là où l'on peut se faire descendre ou monter soi-même.

Chaîne de sauvetage de M. le capitaine Morel.

Nous sommes heureux de pouvoir faire connaître ici la chaîne de sauvetage proposée par M. le capitaine Morel; c'est tout à la fois le moyen de prouver la préoccupation de l'opinion publique et la différence du point de vue auquel l'honorable M. Morel et moi nous nous sommes placés.

L'appareil de M. Morel se compose :

1° D'une chaîne qui pend du toit le long d'un angle de la maison; elle peut être enfermée (pour éviter la rouille) et cachée (pour qu'elle ne dépare pas le mur de la maison) dans un tuyau de zinc d'un diamètre large d'environ deux centimètres; 2° d'une corde de sauvetage à laquelle est amarrée un panier d'osier; 3° de pitons en fer assez solides et qui doivent être plantés au haut de la maison dans l'intervalle de deux fenêtres.

Résumé de la manœuvre à faire en cas d'incendie.

Ouvrir la petite boîte, dont la clef est entre les mains du concierge; laisser tomber à terre les bouts de la chaîne; attacher sur un des bouts la corde de sauvetage, et tirer sur l'autre bout, de manière à ce que la corde vienne remplacer complétement la chaîne en passant dans la poulie fixée au haut de la maison.

Cela fait, sur un bout de la corde, le panier de sauvetage est amarré; un pompier se place dedans et on tire sur l'autre bout, de telle sorte que le pompier monte avec son panier sur le toit ou sur le balcon, selon la disposition de l'immeuble.

Le pompier se transporte ensuite, en suivant le chéneau ou le balcon, au-dessus du point où les secours sont nécessaires; arrivé là, il jette en bas une ficelle qu'il avait emportée avec lui; les personnes dans la rue amarrent sur cette ficelle une autre corde passée dans une poulie à croc que le pompier, placé sur le toit, n'a plus qu'à tirer à lui et à crocher au piton correspondant à l'endroit où il se trouve; les deux bouts de la corde pendent à terre.

Le panier est de nouveau amarré sur cette corde, et on le hisse dans la direction et à la hauteur de la fenêtre où il y a du monde à sauver. Cette manœuvre est tellement simple qu'il est impossible de ne pas s'en rendre compte à la seule inspection du dessin.

Échelle à incendie présentée par **M. Naegeli.**

A l'étranger, l'on cherche comme chez nous de nouveaux moyens de sauvetage, et Londres, Berlin, New-York sont au premier rang parmi les villes qui se montrent disposées à adopter les inventions de ce genre. M. Naegeli, dont l'échelle à incendie est employée à Londres, a obtenu ici une épreuve officielle de son appareil. Nous nous faisons un devoir de donner le compte rendu suivant extrait du *Petit Journal* du 28 décembre 1868 :

« On a fait ces jours-ci à la préfecture de police, en présence des principaux fonctionnaires de l'administration et d'officiers de sapeurs-pompiers, des expériences très-intéressantes d'un nouvel appareil de sauvetage pour les incendies.

» Cet appareil est à la fois solide, léger et facile à manier.

» Une espèce de chariot, monté sur quatre roues très-basses, est muni en son centre d'un cylindre sur lequel est enroulée une corde. A chaque extrémité du cylindre est fixée une manivelle que trois hommes peuvent faire fonctionner à l'aide d'engrenages.

» Le chariot porte un certain nombre d'échelles ayant chacune environ 2 mètres 50 centimètres de longueur, et disposées de façon qu'elles puissent s'emboîter les unes au bout des autres, et former par leur adjonction une échelle qui dépasserait au besoin les toitures les plus élevées. Des tringles de fer très-légères forment une sorte de rampe qui facilité l'ascension des pompiers, et contribue en même temps à donner une extrême solidité à l'appareil.

» En quelques minutes l'échafaudage est établi horizontalement. Grâce aux manivelles, six hommes le soulèvent, le dressent verticalement, lui font prendre toutes les directions voulues : si bien que l'on peut arriver sans danger aux étages supérieurs, aux cheminées même d'une maison dont les étages inférieurs seraient incendiés.

» Quelques travailleurs suffisent pour faire mouvoir le chariot dans tous les sens, sans que ceux qui sont grimpés sur l'échelle aient besoin de descendre.

» Une poulie attachée à l'un des échelons sert à faire monter ou descendre un sac de toile dans lequel peuvent prendre place les incendiés.

» Les expériences ont donné des résultats très-satisfaisants. »

OBSERVATION.

Ainsi, c'est toujours à multiplier, à faciliter les secours du dehors, que nos émules s'attachent, malgré les cruels enseignements de l'expérience; nous, nous avons cherché à ouvrir une voie de salut où l'aide extérieure n'est pas nécessaire, et par laquelle chacun peut soustraire lui et les siens à une mort cruelle. Sans doute, ce que nous offrons comme modèle pourra, devra recevoir des perfectionnements; mais nous serons bien récompensé le jour où nous lirons que, grâce à des appareils construits sous l'empire de nos idées, telle famille aura évité le sort du pauvre caissier du théâtre de Cologne, périssant avec sa femme et ses cinq enfants sous les yeux d'une population nombreuse essayant vainement de l'arracher à la mort.

NOTES EXPLICATIVES

AVEC FIGURES

POUR

GUIDER DANS L'EMPLOI DES APPAREILS DE SAUVETAGE

EN CAS D'INCENDIE,

PROPOSÉS PAR CHARRIÈRE,

ANCIEN FABRICANT D'INSTRUMENTS DE CHIRURGIE,
OFFICIER DE LA LÉGION D'HONNEUR.

Déterminons tout d'abord la situation : un incendie a éclaté; l'escalier, véritable corps de cheminée, aspirateur naturel des flammes et de la fumée, se trouve fermé par elles; le secours du dehors fait défaut, et c'est à eux seuls que les habitants doivent demander les moyens de salut. La fenêtre s'offre naturellement; il s'agit de franchir la distance qui la sépare du sol; des femmes, des enfants, des vieillards sont là; le mobilier lui-même, au moins la partie la plus précieuse, mérite qu'on le descende avec précaution. Que faire? Évidemment on emploiera des cordes, des draps, qui, attachés solidement à de gros meubles, à des balcons, offriront une résistance suffisante et permettront d'opérer la descente.

Mais, si l'étage est élevé, ces moyens si naturels, si simples, seront presque toujours insuffisants, et plus d'une fois des malheureux devront se laisser tomber de grandes hauteurs et seront exposés, sinon à la mort immédiate, du moins à de graves blessures pouvant compromettre leur vie. — Des faits nombreux attesteraient, au besoin, ce que nous avançons ici.

Cependant ces moyens élémentaires, que la nécessité fait trouver, à l'heure du péril, même aux moins intelligents, nous

ont paru indiquer la véritable voie ; nous y sommes entré résolû-
ment et nous sommes arrivé, nous le croyons du moins, au
but qu'il fallait atteindre.

Les appareils que nous proposons réunissent la *simplicité*,
qui permet à tous de les fabriquer et d'en comprendre la manœuvre ; — la *solidité,* qui garantit le salut de ceux qui s'en
servent ; — la *légèreté,* qui les rend maniables aux femmes et
même aux enfants d'une douzaine d'années ; — enfin le *bas
prix,* qui les met à la portée des plus petites bourses.

Nous présentons plusieurs modèles, que nous avons tous
expérimentés et qui peuvent répondre, nous le croyons, à toutes
les circonstances : chacun pourra choisir. Nous sommes prêt,
d'ailleurs, à accepter les perfectionnements que l'expérience,
aidée du temps, viendrait nous indiquer.

Nous répétons que ce que nous proposons est simple, et
qu'une direction autre dans les recherches de nos honorables
devanciers nous permet seule d'être aujourd'hui le premier à
le produire : aussi éprouverons-nous une véritable satisfaction
si chacun, en lisant la description de nos appareils, s'écrie :
Quoi ! ce n'est que cela ! Cette parole sera pour nous la garantie
du succès.

Fig. 1re.

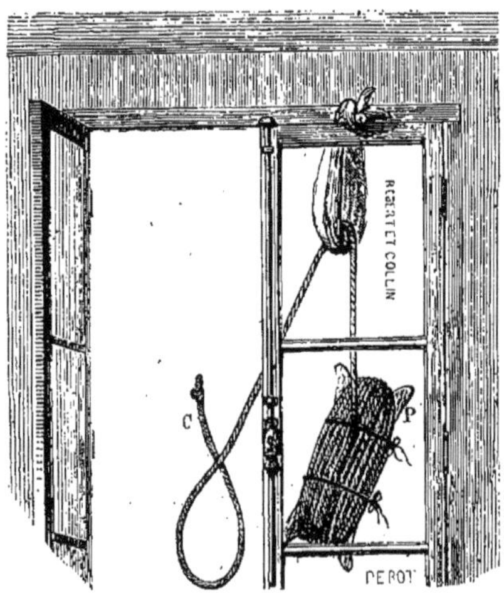

Fig. 1ᵣₑ. Notre premier appareil se compose d'éléments que chacun a sous la main ou qu'il peut réunir sans grande dépense. En l'indiquant ici, nous n'avons donc pas la prétention de noter une découverte, mais seulement de montrer le parti qu'on peut tirer de moyens aussi simples, et de faire comprendre, en outre, l'enchaînement des idées qui nous ont dominé.

Les éléments sont une forte et solide serviette, ou un fort torchon, et une corde d'une grosseur d'un centimètre et demi et d'une longueur égale au double de la hauteur de l'étage où l'on habite :

On noue les deux bouts opposés de la serviette ou du torchon d'une manière solide, c'est-à-dire de trois ou quatre nœuds ; on passe dans l'œillet ainsi formé un bout de la corde, qu'on y enroule de deux tours et que l'on rabat ensuite sur elle-même de façon à figurer une boucle allongée, dont on tient les deux côtés dans sa main ; puis on lance par-dessus le battant de croisée, muni de l'espagnolette, les nœuds de la serviette, de telle sorte qu'ils se trouvent jetés en dedans de l'apparte-ment comme on le voit sur la figure ; on ferme alors le battant de croisée de manière que les crochets du haut et du bas de l'espagnolette entrent dans leurs gâches.

On enroule ensuite autour de son corps, sous les aisselles, le bout C le plus court de la corde et on l'arrête sur sa poitrine par des nœuds solides ; puis, ayant jeté au dehors l'autre par-tie P de la corde, enroulée sur sa planchette, où elle est main-tenue dans sa partie moyenne par une ou deux petites cordes qu'on a le soin de délier avant de jeter l'ensemble dans la rue (1), on en saisit la portion la plus voisine de la serviette et on se hisse soi-même aussi haut que possible afin de rendre plus aisé le passage au-dessus du balcon ou de la barre de la fenêtre ; on se laisse ensuite aller, la face tournée vers le mur, en manœuvrant comme pour la descente d'un poids quelconque, c'est-à-dire en ne laissant filer la corde que de

(1) Comme nous l'indiquerons plus loin, pour la corde placée sur la poulie fig. 8, tout doit être préparé d'avance et prêt à fonctionner.

la longueur nécessaire pour hâter et non pour précipiter la descente.

Quelque simple que soit la manœuvre décrite ici, nous croyons qu'on doit en faire l'apprentissage.

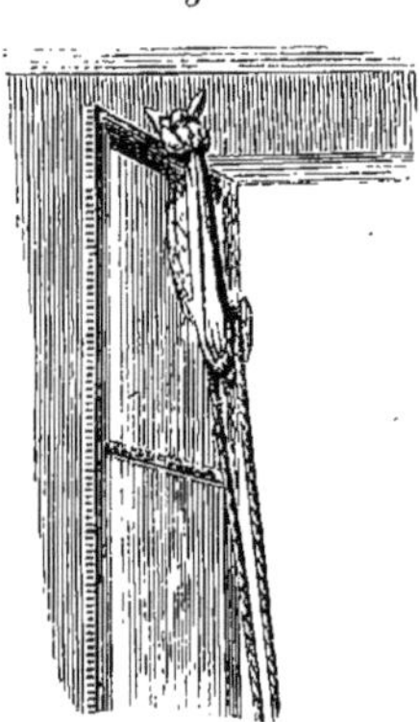

Fig. 2.

Fig. 2. On peut faire passer la serviette entre un battant de croisée et son bâtis, au-dessous de la fiche supérieure qui les rattache l'un à l'autre, et la nouer au-dessus du battant, comme une cravate : de cette façon on obtient un œillet ou une anse, dans laquelle on passe deux fois la corde, et l'on opère ensuite comme nous l'avons dit plus haut. — Dans le plus grand nombre des cas, on n'éprouvera pas de difficulté à faire glisser la serviette entre le battant et le bâtis, si l'on y présente d'abord une des pointes de cette serviette ; cependant on devra, par précaution, en faire l'épreuve toutes les fois qu'on changera d'habitation, parce que les croisées ne sont pas toutes également distancées de leurs bâtis.

Fig. 3. On peut briser le carreau le plus élevé d'un battant de croisée, puis, enroulant deux ou trois fois une corde autour de la barre supérieure du cadre, près des fiches, on en nouera solidement les deux extrémités : il en résultera une espèce d'anse dans laquelle on fera passer deux fois la corde de sauvetage, et pour le reste on opérera comme nous l'avons indiqué ci-dessus.

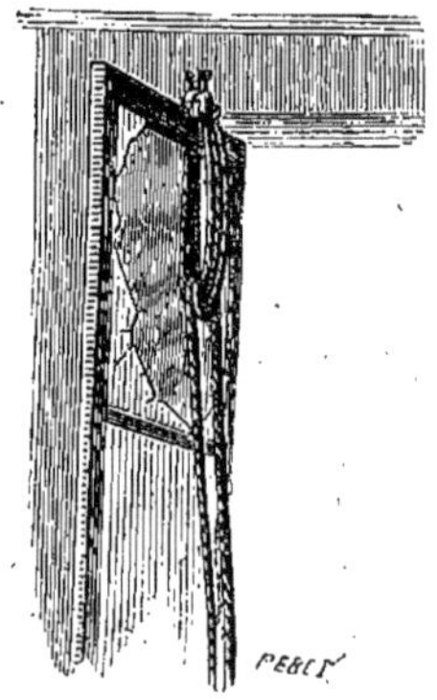

Fig. 3.

On peut enfin former une anse avec une corde ou un torchon enroulé au gond supérieur d'une persienne ou d'un volet.

Fig. 4. Aux moyens que nous venons d'indiquer et que chacun a facilement à sa disposition, sans recourir à un menuisier ou à un serrurier, nous proposons d'ajouter un auxiliaire qui donnerait tout à la fois plus de solidité et plus de facilité poúr la manœuvre : cet auxiliaire est un anneau en fer forgé, affectant à peu près la forme d'un étrier et dans lequel on passerait, d'une part, la serviette, le torchon ou la corde avant de les disposer en anse, et, d'autre part, la corde de descente, qui serait enroulée de deux tours sur la partie la plus forte, destinée à faire l'office de poulie.

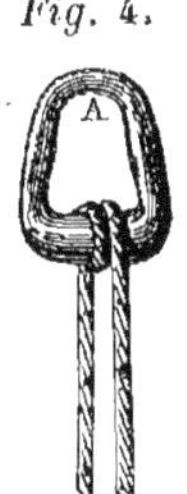

Fig. 4.

Dans la manœuvre indiquée à la fig. 1re, et qui est la même pour les figures suivantes, nous avons supposé une personne isolée, ne pouvant être aidée ni de l'intérieur, ni de l'extérieur; mais, si quelque secours était à sa disposition, à l'intérieur, par exemple, on comprend bien que le côté de la corde auquel elle ne serait pas attachée pourrait être aux mains de l'auxiliaire qui réglerait alors la manœuvre.

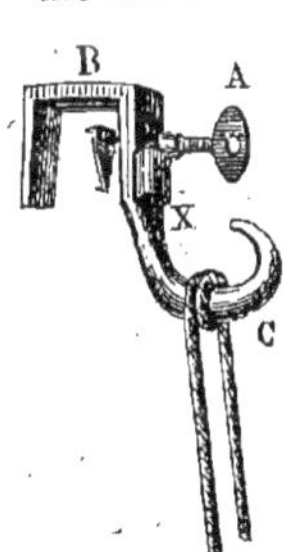

Fig. 5,
modèle I.

Fig. 5. Ce modèle présente pour point d'appui un crampon ou pièce en fer coudé à double équerre et en sens contraire à ses deux extrémités. Une vis de pression A est adaptée au crampon.

On applique la partie B du crampon sur la partie supérieure d'un battant de croisée, le plus près possible du bâtis et au-dessus des fiches. Si la hauteur de la croisée le permet, on fait immédiatement marcher la vis de pression A jusqu'à la rencontre du battant de croisée, de telle sorte que le crampon se trouve immobilisé.

Autour de la partie C du crampon, présentant un crochet de forme arrondie, on a enroulé à l'avance la corde de sauvetage, ce qui permet d'opérer immédiatement comme nous l'avons indiqué à la fig. 1re.

Fig. 6.

Fig. 6. Toutes les croisées n'ayant pas une hauteur accessible à la main, et des enfants pouvant d'ailleurs être dans la nécessité de pourvoir seuls à leur salut, nous avons fait fabriquer une hampe munie à l'une de ses extrémités d'une forte vis **A** conique que l'on engage dans un écrou X adapté au crampon (fig. 5)(1). Grâce à cette hampe, une femme ou un enfant d'une douzaine d'années peut élever le crampon, muni de la corde, jusqu'à la hauteur des croisées les plus élevées. Il est bien évident que, dans le cas d'emploi forcé de la hampe, on ne pourra serrer la vis de pression A (fig. 5) que lorsqu'on se sera hissé jusqu'à la hauteur du point d'attache. La hampe peut, en outre, aider la personne à se hisser. Nous avons muni l'autre extrémité de la hampe d'une fourchette qui permet d'enlever les rideaux et autres obstacles gênants pour la manœuvre.

Fig. 7. L'appareil que nous présentons ici se compose d'une barre de bois (orme ou frêne) de 12 centimètres

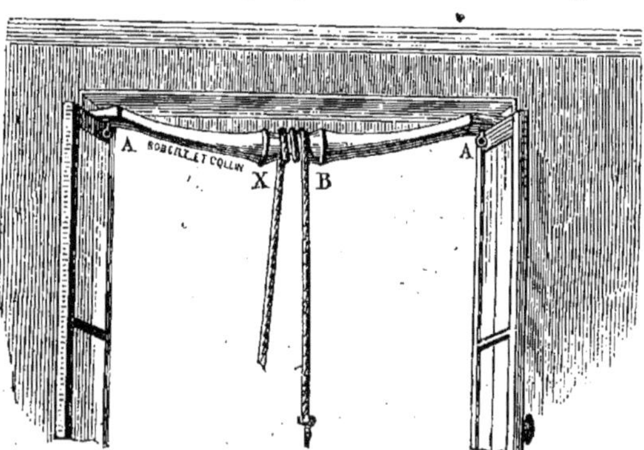

Fig. 7, modèle II.

(1) Tous les modèles qui vont suivre présentent l'écrou nécessaire pour que la hampe puisse y être vissée.

carrés et d'une longueur suffisante pour dépasser la largeur
habituelle d'une croisée : on pourra, d'ailleurs, en raison de
la simplicité de sa façon et de son bas prix, s'en procurer
une qui s'adapte spécialement aux croisées de la maison que
l'on habitera.

Les extrémités AA de cette barre sont aplaties sur leur face
inférieure, de manière à poser bien solidement sur le point
d'appui que nous indiquerons tout à l'heure, et sans qu'il en
résulte, toutefois, diminution de solidité. Trois ou quatre
trous, munis de pas de vis, sont percés à des distances égales
à chacune des extrémités AA, et de forts pitons y sont adaptés
pour maintenir les deux battants de croisée.

Le milieu B de la barre est évidé de façon à présenter une
gorge de poulie assez large pour qu'une corde puisse y être
enroulée de deux ou trois tours.

La corde y est, en effet, enroulée comme on le voit sur la
figure, et disposée de façon à ne présenter, d'un côté, qu'une
longueur de 3 mètres environ. L'autre partie de la corde
doit être assemblée comme on le voit figure 1re. Les deux parties voisines de la barre sont maintenues en ordre par une petite corde qui empêche qu'un dérangement quelconque puisse
se produire (*V.* E, fig. 9). On trouvera à la fin de ce travail une
note spéciale sur les cordes.

En cas d'incendie, on place la barre de bois, munie à
l'avance de la corde de sauvetage, sur la partie supérieure des
battants d'une croisée et autant que possible au-dessus des
fiches. Si la croisée est trop élevée pour qu'il soit possible de
placer cette barre de bois avec le secours seul de ses bras, on
s'aidera de la hampe figure 6 pour laquelle un écrou X en fer
a été placé à proximité de la gorge B. La barre est assez légère
pour qu'à l'aide de cette hampe une femme ou un enfant d'une
douzaine d'années puisse l'élever jusqu'à la hauteur voulue.

Nous recommandons toujours l'essai préalable de l'appareil,
d'une part pour s'en rendre le maniement familier, d'autre
part pour se mettre à l'abri des difficultés que peuvent pré-

senter les largeurs différentes des croisées : il faut que la barre s'adapte facilement dans l'embrasure. Nous rappelons aussi que, dans la manœuvre, il faut se hisser tout d'abord aussi près que possible du point d'attache de la corde ; cela rendra plus facile le passage par-dessus le balcon ou la barre de la fenêtre et évitera à la personne une secousse, pour le moins désagréable, si une longueur de corde existait entre elle et la poulie.

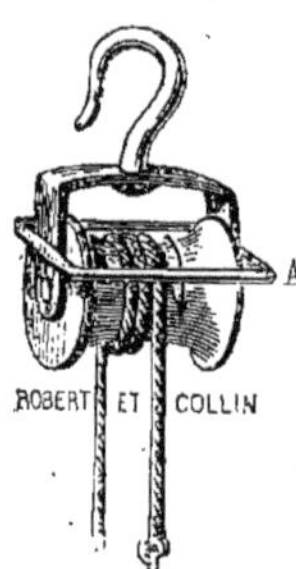

Fig. 8, modèle III.

Fig. 8. Ce modèle se compose d'une poulie dormante, munie d'une chape, surmontée elle-même par un croc, à l'aide duquel on peut suspendre l'appareil, soit à l'une des anses que nous avons indiquées aux fig. 1, 2 et 3, soit au crochet du crampon (fig. 5, modèle I).

La corde est enroulée à l'avance, et un cadre métallique A, adapté autour de la chape, l'empêche de sortir de la gorge de la poulie.

Fig. 9. Ce modèle est constitué plus particulièrement par une poulie que nous croyons applicable non-seulement au sauvetage en cas d'incendie, cas pour lequel nous l'avons créée, mais encore aux travaux périlleux du bâtiment, aux descentes et aux remontes, soit dans les puits, soit dans les mines, soit dans les précipices.

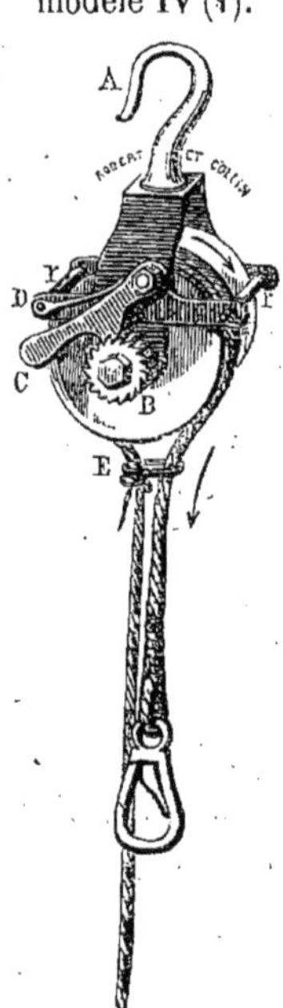

Fig. 9, modèle IV (1).

(1) L'importance de la poulie qui constitue ce modèle nous a paru mériter une communication à l'Académie des sciences ; des lettres des 24 octobre, 2 novembre et 28 novembre 1868 nous ont prévenu que notre communication avait été soumise à l'examen de la section de mécanique.

Elle se compose d'une roue pleine en buis, orme, noyer ou fonte (1), ayant 15 centimètres de diamètre dans le sens de la gorge, qui est creusée de 3 centimètres; son diamètre dans le sens transversal est de 10 centimètres; les parois latérales sont légèrement évidées, afin de diminuer le poids total.

L'axe sur lequel la roue tourne est en fer forgé et porte à ses extrémités une chape en tôle de 4 millimètres d'épaisseur sur 4 centimètres de largeur et 40 centimètres de hauteur, et se terminant par un crochet A destiné à fixer l'appareil. Ce crochet, mobile sur la chape, y tient par un écrou fortement vissé et rivé ou avec goupille transversale. (Tous nos écrous sont ainsi vissés et rivés ou ont une goupille transversale.)

A l'une des extrémités de l'axe, et appliquée sur la chape, se trouve une roue B à dents obliques, dite roue à rochet. Cette roue en fonte est maintenue d'un côté par un boulon carré en fer forgé, et de l'autre par deux écrous vissés. Un cliquet C en fer ou en acier, maintenu sur la chape par un écrou vissé d'une forte vis soudée au cuivre, vient s'engager dans le rochet par deux dents et ne permet la rotation de cette roue et, par conséquent, de la poulie, dépendant du même axe, que dans un seul sens. Un ressort en acier D, placé au-dessus du cliquet, le maintient et s'oppose à ce que, même dans la position horizontale, il puisse se renverser.

La poulie, constituée ainsi, réunit donc deux conditions : elle est *dormante* pour la descente, *mobile* ou *folle* pour l'ascension, précieux avantage, car il permet au secours extérieur de venir jusqu'aux incendiés qui, pour une cause ou pour une autre, seraient dans l'impossibilité d'opérer leur sauvetage ; il permet, en outre, d'achever le sauvetage, si les flammes ne viennent pas arrêter le travail (2).

Dans le cas de descente, le contre-poids au corps sera d'au-

(1) Pour les travaux usuels, la roue sera en fonte fenétrée et à raies, afin d'avoir plus de légèreté.

(2) Nous avons indiqué par une flèche le sens dans lequel la corde de descente doit être engagée sur la poulie.

tant plus puissant que la corde de sauvetage sera plus large et enroulée d'un plus grand nombre de tours; cependant trois tours sont la limite maximum.

Dans le cas de remonte, la manœuvre est facile, mais elle exige cependant qu'on fasse de bas en haut des mouvements de ressaut qui forcent le point d'arrêt à s'engrener successivement dans les dents de la roue à rochet.

Sur les deux côtés de la chape sont fixées deux tiges en fer qui portent deux traverses-rouleaux rr, allant de l'une à l'autre paroi latérale et destinées à empêcher la corde de sortir de la gorge de la poulie. Ces rouleaux sont éloignés du fond de la gorge de 3 centimètres et demi.

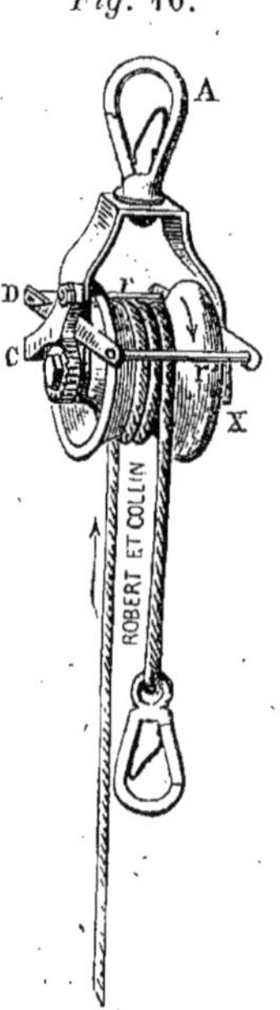

Fig. 10.

La poulie que nous venons de faire connaître peut s'adapter à tous les points d'appui, serviette, corde, etc. ; elle permet les arrêts dans la descente comme dans la montée, et offre tous les avantages que l'on doit rechercher.

Près de la poulie, les deux parties pendantes de la corde sont assemblées et maintenues par une petite corde E, comme cela doit avoir lieu pour tous les appareils.

Fig. 10. La poulie présentée ne diffère point de la précédente; seulement elle est figurée dans une autre position, et elle est munie d'un porte-mousqueton A' substitué au crochet A de la fig. 9. Un écrou X, visible ici, est, comme dans la précédente, destiné à recevoir la hampe (fig. 6).

Fig. 11. Ce modèle réunit à la fois le crampon A que nous avons fait connaître au modèle I (fig. 5) et la poulie (fig. 9 et 10), qui est à deux fins. Le crampon est placé sur le battant d'une croisée, celui de droite de préférence. La corde est enroulée sur sa planchette, et une petite corde E en maintient et assemble les deux parties pendantes près de la poulie, de façon qu'elles ne

Fig. 11, modèle **V.**

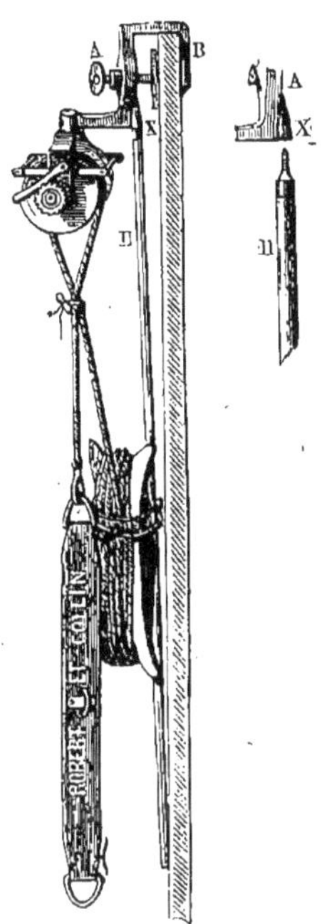

puissent ni s'enrouler ni se dérouler. La hampe H, dont nous
avons parlé fig. 6, est ajustée à son trou X, et offre ainsi une
aide avantageuse à la personne qui opère la manœuvre.

Une ceinture figure ici : nous en ferons connaître l'emploi à
l'article spécial qui lui est consacré à la fin de ce travail. (Voir
Ceinture de sauvetage.)

Fig. 12. L'appareil que nous présentons sous ce numéro se
compose d'une planche de bois brut de 2 centimètres 1/2
d'épaisseur, de 17 centimètres, au plus, de largeur, et d'une
longueur qui varie en raison de la largeur des embrasures des
croisées.

Deux pitons AA, placés vers les extrémités de cette planche,

Fig. 12, modèle VII.

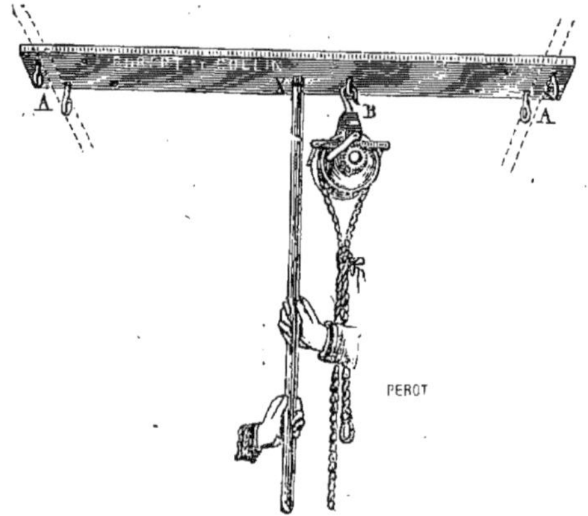

sont destinés à maintenir ouverts les deux battants de croisée sur lesquels on la place. Un troisième piton B, vissé et fortement rivé, est destiné à recevoir la poulie; enfin, un trou X est préparé pour la hampe.

On accroche la poulie, munie de sa corde, au piton B, puis, à l'aide de la hampe, on place l'appareil sur les battants de la croisée, aussi près que possible des fiches. — Le sauvetage s'opère ensuite comme nous l'avons dit précédemment.

Fig. 13, modèle VII.

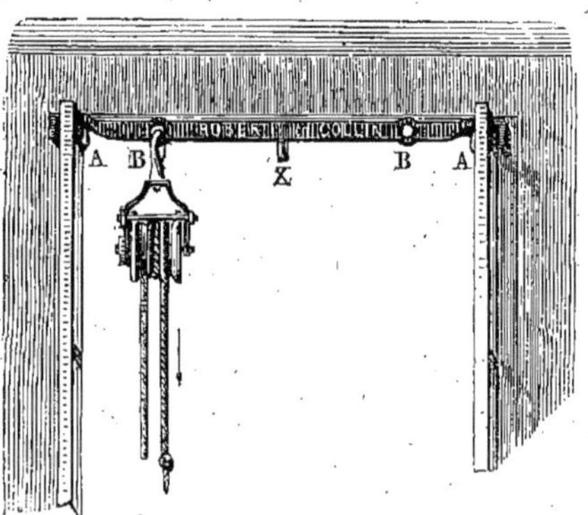

Fig. 13. Ce modèle se compose : 1° d'une barre d'appui fixée sur les deux battants d'une croisée ; 2° d'une poulie fixée à l'un des trous BB percés à la forge sur la barre. Un écrou X est destiné à recevoir la hampe.

La barre d'appui est en fer et d'une longueur suffisante pour pouvoir s'appliquer à la partie supérieure des battants d'une croisée ; sa largeur est de 4 centimètres 1/2, et son épaisseur de 11 millimètres, le tout approximativement. Les deux extrémités sont élargies, afin d'avoir plus d'assise, et coudées d'équerre, de façon à enserrer le cadre supérieur de la croisée. Deux pitons AA sont vissés et rivés sur la barre , vers ses extrémités, à une distance suffisante du coude de l'équerre pour pouvoir, avec lui, enclaver les battants de la croisée et les maintenir ouverts pendant tout le cours de la manœuvre. Nous répétons ce que nous avons dit ailleurs, c'est toujours sur la partie la plus voisine des fiches que les points d'appui doivent être appliqués.

Fig. 14, modèle VIII.

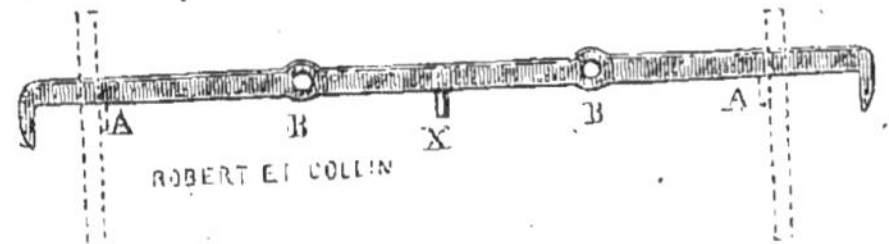

Fig. 14. Ce modèle se compose d'une barre en fer plate, longue de 1^m55, large d'environ 4 centimètres, et épaisse de 12 millimètres dans un tiers de sa longueur, c'est-à-dire dans sa partie moyenne. Les deux autres parties vont en s'amincissant du centre aux extrémités, de façon à n'avoir plus que 7 millimètres d'épaisseur.

A l'aide de la hampe, si cela est nécessaire, on place cette barre sur les gonds AA, les plus élevés d'une persienne ordinaire ou d'un volet, où elle se maintient par deux crochets qui en terminent les extrémités.

Deux trous BB, percés à la forge sur deux points de la partie moyenne de la barre, servent au placement de la poulie.

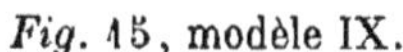

Fig. 15, modèle IX.

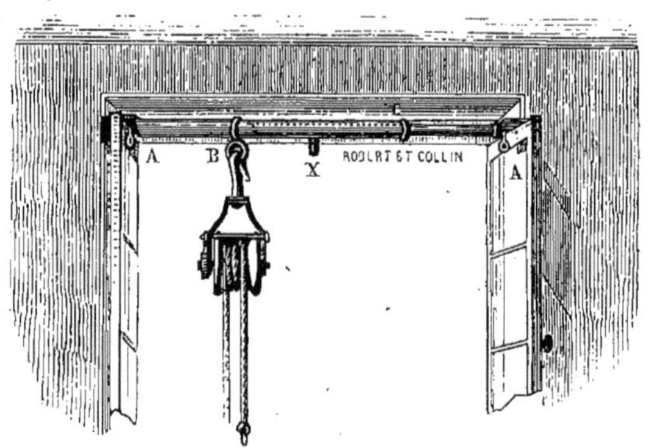

Fig. 15. Ce modèle se compose : 1° d'un tube de fer de 3 centimètres de diamètre; 2° d'une tringle ronde en acier emboîtée dans le tube et pouvant, lorsqu'on la tire, former un appui s'appliquant à des largeurs différentes de croisées. Les deux extrémités présentent une partie plate, grâce à deux plaques de fer qu'on a rapportées et soudées; elles sont munies aussi, comme la barre (fig. 13), de deux pitons AA, rivés à chaque extrémité et qui maintiennent l'appareil à cheval sur les deux battants d'une croisée quelconque. — Un troisième piton B, placé sur le tube, est destiné à recevoir la poulie.

Pour empêcher la tige d'acier de tourner sur place, on a adapté à l'extrémité C du tube une vis qui pénètre à l'intérieur dans une rainure ménagée à cet effet sur toute la longueur de cette tige et en maintient la direction.

Fig. 16. Ce modèle se compose de deux crochets AA placés, ou sur deux fiches de croisée, ou sur les deux gonds les plus élevés de persiennes. Ces crochets, affectant à peu près la forme de fers à cheval, minces dans un sens, larges dans l'autre, sont en acier trempé à ressort et courbés en biais afin de passer plus

Fig. 16, modèle X.

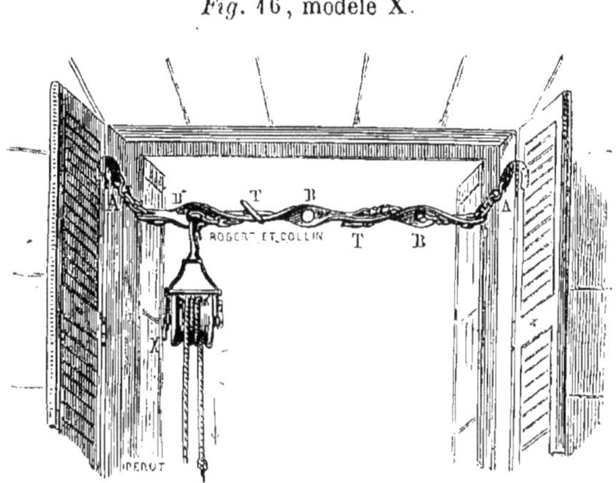

facilement soit entre les battants de croisée et le bâtis, soit
entre les persiennes et les murailles, où elles sont gondées.
(L'écart entre les battants de croisée et le bâtis, entre les persiennes et les murailles, n'étant pas constant, on devra faire
des essais à l'avance afin de ne pas être pris au dépourvu par
le danger.)

Des crochets AA partent deux bouts de chaîne de 50 centimètres de longueur, se rattachant par des barrettes en T à une
barre de fer tordue, de 85 centimètres de longueur, et percée
de sept trous B qui permettent de raccourcir, au besoin, l'appareil : il suffit, en effet, pour cela de passer les barrettes dans
le second ou troisième trou.

La poulie, quelle qu'elle soit, s'attache facilement à la chaîne
ou à l'un des trous B de la partie moyenne de l'appareil.

(L'idée des deux crochets s'adaptant aux fiches nous vient
de M. Laurent.)

Fig. 17, modèle XI.

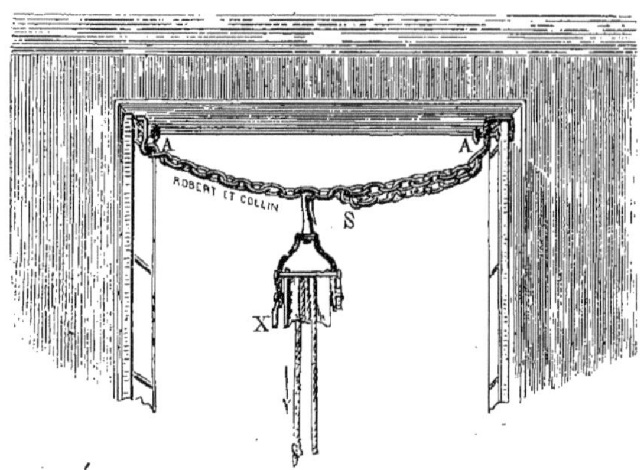

Fig. 17. Ce modèle se compose d'une chaîne terminée à ses extrémités par deux crampons, que l'on place à cheval sur les montants d'une croisée ou sur ceux d'une persienne : deux fortes vis de pression AA les y fixent. Une barrette ou crochet en S permet de raccourcir la chaîne, dont la longueur totale est de 1^m 35.

La poulie s'attache à n'importe quelle maille de la chaîne.

Fig. 18, modèle XII.

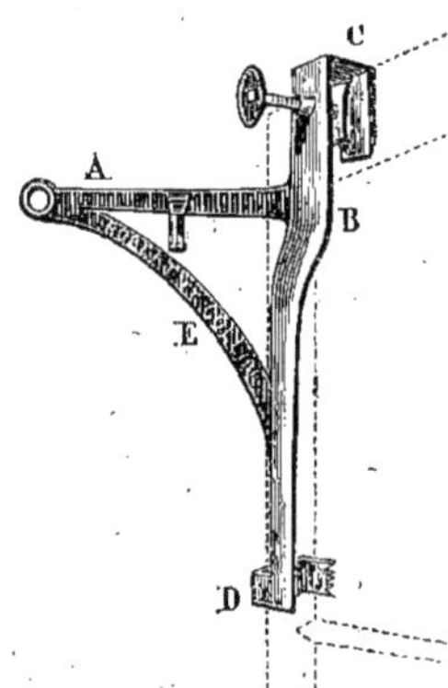

Fig. 18. Ce modèle et les suivants ont été imaginés pour parer, autant que possible, au danger que peut faire courir à la personne qui descend l'éruption des flammes par les fenêtres d'un étage inférieur à celui d'où l'on part.

L'appareil que nous offrons ici se compose d'un bras en fer (A), d'une longueur de 33 centimètres, faisant corps avec la barre (B), d'une longueur de 62 centimètres, coudée à double équerre à ses extrémités, de manière à présenter deux crampons, dont l'un C est assez large pour avoir une assise suffisante sur la partie supérieure du battant de droite de la croisée où on l'applique, et dont l'autre D est assez mince pour passer entre le battant de croisée et son bâtis, et est muni de dents qui le fixent en mordant sur le bois (1). D'autre part, et pour donner au bras (A) une force de résistance suffisante, on y assemble un arc-boutant E qui vient faire corps par son autre bout à l'extrémité inférieure de la barre B.

Un anneau fixe termine le bras A et recevra la poulie.

La manœuvre est simple si l'on descend quelqu'un ou un fardeau; elle est plus délicate si l'on opère son propre sauvetage, parce qu'il y a un espace à franchir pour aller rejoindre la poulie, près de laquelle nous recommandons plus que jamais de se hisser pour éviter une secousse dangereuse.

Comme toujours, nous avons disposé une vis de pression pour serrer notre appareil contre le battant de la croisée, mais l'usage démontrera peut-être qu'on peut, surtout pour celui-ci, s'abstenir d'en faire usage.

La distance à laquelle la corde de descente se trouve placée par suite de sa position à l'extrémité d'un bras projeté au dehors a pour conséquence heureuse de faire éviter à cette corde le frottement sur les entablements et les saillies en zing, plomb, etc.

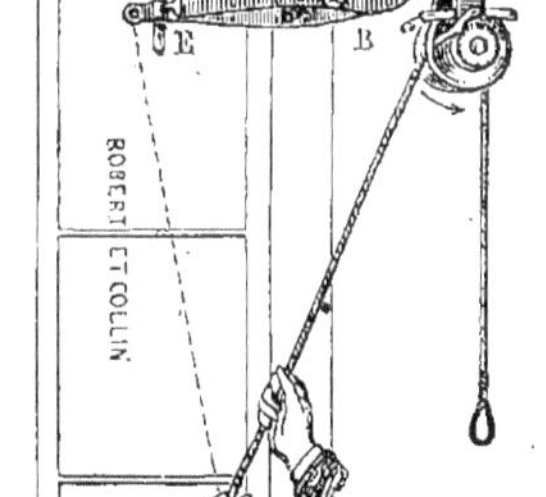

Fig. 19, modèle XIII.

Fig. 19. Ce modèle offre un point d'appui en fer composé : — soit de deux barres appliquées l'une à côté de l'autre, et maintenues par deux viroles VV qui

(1) Ce même crampon D peut s'appliquer également à la fig. 11, modèle V.

leur permettent de glisser en sens contraire pour atteindre les plus grandes largeurs de croisée; — soit d'un tube dans lequel glisse à volonté une tige en acier, maintenue comme nous l'avons dit modèle IX, fig. 15. — Ce point d'appui s'adapte sur les battants d'une croisée, où il est fixé par deux vis de pression A. Un fléau B, tournant dans toutes les directions, y est suspendu. A l'un des bouts de ce fléau, on accroche une poulie munie de sa corde, tandis qu'à l'autre bout, percé de bas en haut d'un trou, on adapte une tige D, munie d'un T et garnie de gouttières qui permettent à une vis de pression E de l'arrêter à tous les degrés. On applique au plafond de la chambre les pointes du T, tournées en sens inverse, comme on le voit sur la figure, et, par suite, on immobilise le fléau dans une direction voulue. Dans le cas où l'élévation du plafond ne permettrait pas à la tige D d'y atteindre, on substituerait à cette tige une corde que l'on nouerait solidement et que l'on descendrait ensuite jusqu'au bas de la croisée, où on l'attacherait

au moyen d'un crampon en acier F, se fixant à l'aide d'une vis de pression dans le jet d'eau.

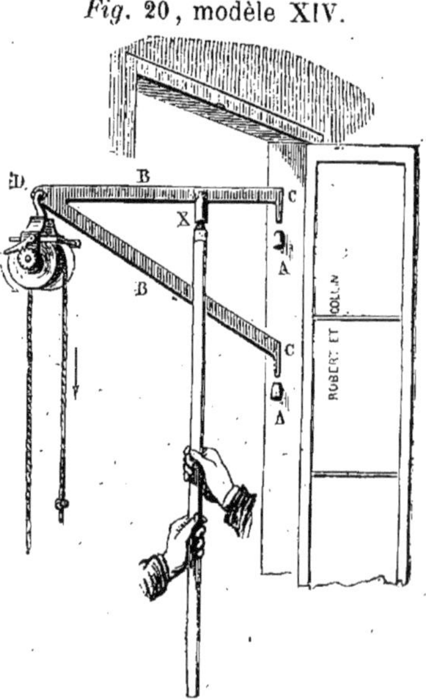

Fig. 20, modèle XIV.

L'appareil ainsi établi peut servir également à monter et à descendre des persiennes, des croisées et autres pièces embarrassantes. — Le point d'appui qu'offre ce modèle s'adapte aussi aux parties inférieures des croisées, dans le cas où l'on voudrait placer un porte-poulie de bas en haut: on l'arrête alors solidement par deux vis de pression dans le jet d'eau.

. Fig. 20. Ce modèle suppose deux porte-gonds AA, scellés à des distances déterminées sur une partie quelconque de l'embrasure extérieure de la fenêtre de la maison que l'on habite. A ces porte-gonds l'on accroche, à volonté, les barres BB, disposées comme des bras de potence, et dont les extrémités CC sont terminées à équerre par des gonds.

Au point de jonction des deux barres, un anneau D, fixe et solide, reçoit le crochet de la poulie, et la manœuvre déjà indiquée peut être exécutée.

Grâce à la hampe on place facilement de l'intérieur l'appareil sur les porte-gonds destinés à lui servir de support.

On comprend que l'appareil que nous venons de décrire jouit d'une certaine mobilité, car les gonds lui permettent de virer à droite ou à gauche comme les persiennes.

Les porte-gonds dont nous parlons ici se rapprochent un peu, au moins dans leur *fixité,* de ceux que M. le capitaine Morel propose de sceller sur toute la longueur de nos maisons ; mais ils en diffèrent essentiellement en ce que, pour devenir utiles, ils n'ont pas besoin qu'un secours du dehors arrive.

CORDE DE DESCENTE.

Fig. 21. *Fig. 22.*

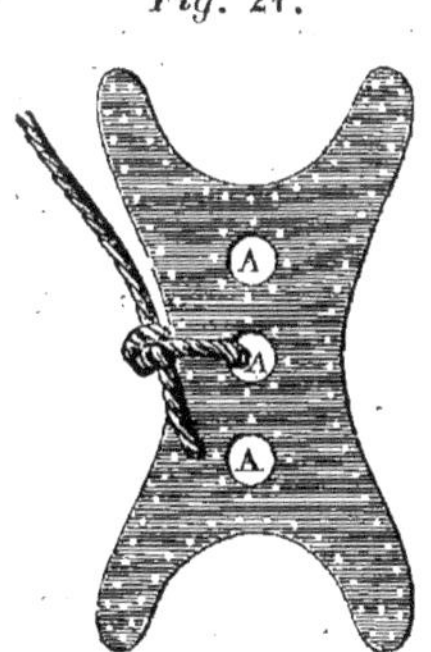
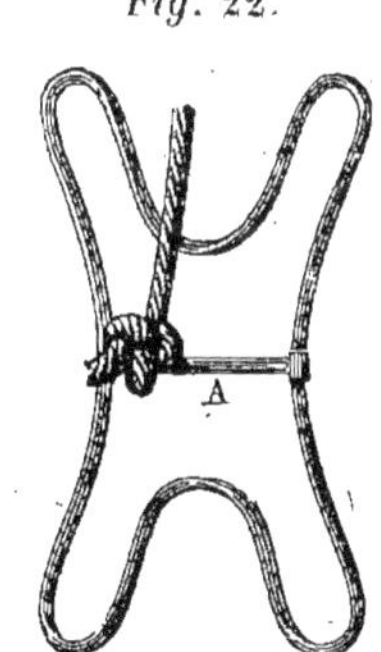

La corde de descente doit avoir une grosseur déterminée en proportion avec la gorge de la poulie ; celle que nous employons a 1 centimètre 1/2. La longueur dépend nécessairement de l'élévation de l'étage d'où l'on devra opérer : dans tous les cas, cette longueur, comme nous l'avons dit à la figure 1re, doit être double de la hauteur de l'étage. Cette condition nécessite quelquefois, par conséquent, la possession de cordes de 45 à 50 mètres de longueur, qui s'emmêleraient si l'on n'adoptait pas la précaution que l'expérience nous a imposée et qui consiste à les enrouler sur une planchette en bois de frêne ou d'orme (fig. 21), garnie de tôle sur les deux faces pour la consolider, ou sur une tringle en fer (fig. 22). — Grâce à cette disposition, la corde, jetée de haut en bas, se déroule sans difficulté, ce qui est de la dernière importance pour la rapidité de la manœuvre de sauvetage.

Dans le cas où, ne possédant qu'une corde suffisante pour opérer d'un 2e étage, l'on voudrait agir d'un 3e ou d'un 4e, on ajouterait une seconde corde que l'on assemblerait solidement à la première. Mais comme un assemblage grossier pourrait occasionner quelques difficultés dans la manœuvre, notamment dans le passage de la poulie, nous avons préparé des cordes de 24 mètres, longueur nécessaire pour opérer d'un 2e étage. Chacune de ces cordes est terminée à l'un de ses bouts par une épissure à laquelle nous avons adapté, d'un côté, un double anneau A en forme de 8, et, de l'autre, un porte-mousqueton (fig. 23) en acier trempé à ressort. Pour assembler deux de ces cordes, ce qui permettrait d'opérer d'un 4e étage, il suffit de passer le crochet du porte-mousqueton, qui termine l'une, dans l'anneau le plus allongé du 8, qui termine l'autre ; puis, faisant marcher la vis B du porte-mousqueton, on assure définitivement l'assemblage. La vis est rivée à son extrémité pour qu'elle ne puisse s'égarer, ce qui ne l'empêche pas, cependant, d'entrer dans le trou C qui est destiné à la recevoir.

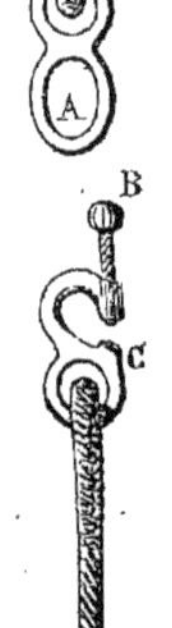

Nota. — On pourrait éviter l'emploi de l'anneau en 8 en

engageant une anse de corde dans le porte-mousqueton.

Fig. 24.

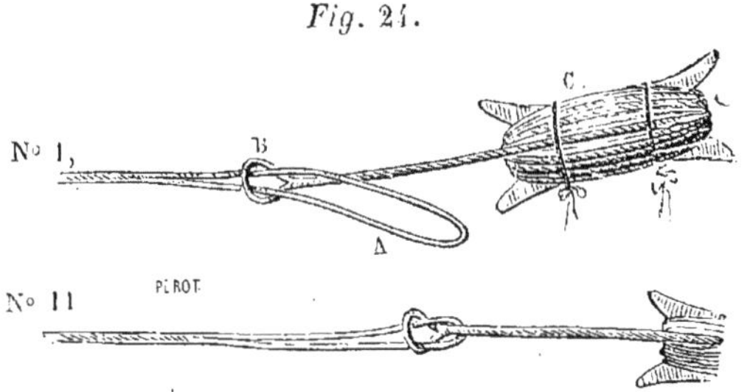

Au lieu d'anneaux et de porte-mousquetons, on peut, pour relier diverses cordes entre elles, employer deux nœuds coulants s'engageant l'un dans l'autre, comme on le voit figure 24 : en vue de la formation de ces nœuds, nous avons fait établir des cordes terminées par des épissures et réduites d'un tiers dans les parties formant l'anse. La figure 24, n° I, montre le premier temps de l'assemblage de deux cordes ainsi préparées : la corde munie de la plus grande anse A est passée dans la petite anse B, appartenant à la seconde corde qui est enroulée sur sa planchette C. — Le n° II nous présente le second temps de l'assemblage : la planchette C a été passée dans la grande anse, puis on l'a laissée tomber, et son poids a suffi pour faire descendre la petite anse B jusqu'à l'extrémité de la grande anse A et former avec elle un nœud N que l'on serrera à volonté.

Fig. 25.

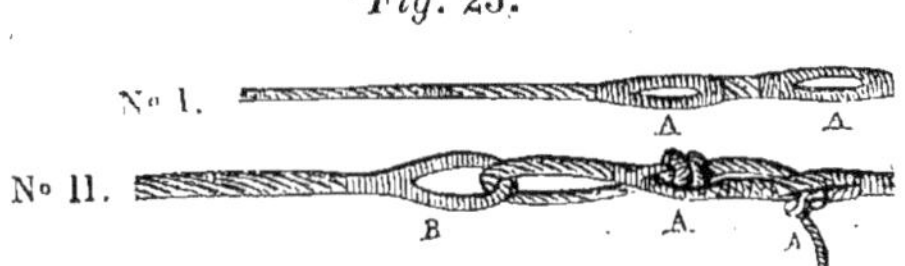

On peut encore former l'assemblage à l'aide de deux cordes préparées de la manière suivante : la première, dont l'extré-

mité a été réduite d'un tiers et finit en queue de rat, présente
deux œillets AA, comme on le voit fig. 25, n° I ; la seconde
est terminée par une épissure B constituant une anse. Pour les
assembler, on fait passer la première dans l'anse de la seconde,
puis, la ramenant sur elle-même, on la passe successivement
dans les œillets AA, dont elle est munie, et à la sortie de chacun
desquels on forme sur elle un nœud qui suffit pour rendre impossible son retour en arrière, fig. 25, n° II.

Toutes les cordes doivent, comme nous l'avons dit plus haut,
être enroulées sur une planchette ou sur une tringle de fer
(fig. 21 et 22) ; on les y maintient, dans le sens de la largeur,
par une ou deux petites cordes fixées sur la planchette et que
l'on ne détache qu'au moment où, étant sur le point de franchir le balcon de la fenêtre, on va opérer la descente. Alors on
jette la masse enroulée comme nous l'avons indiqué, et elle
se déroule sans difficulté. L'enroulement, que nous recommandons ici, a pour but d'obvier non-seulement à l'emmêle-
ment des cordes, mais encore au vrillement qui est habituel
aux cordes ordinaires. Nous devons à la fabrication de M. Bodin
des cordes câblées à l'envers et chez lesquelles le vrillement
est assez rare.

Les cordes doivent être tenues sèchement : l'humidité en
les amollissant leur donne une adhérence qui, au début de la
manœuvre et dans le cas d'emploi des anses indiqueés aux
fig. 1, 2, 3, pourrait produire une gêne momentanée.

Le feu de l'incendie pourrait atteindre les cordes et en dé-
truire, pour le moins, la solidité ; nous avons paré à ce danger
en enduisant nos cordes d'une composition recommandée par
un chimiste distingué, M. A. Chevallier fils, qui a bien voulu
nous communiquer le résultat sommaire d'une étude faite par
lui depuis 1862 sur les moyens de préserver les toiles et les
cordes contre l'action des flammes (1). Ce sommaire est imprimé à la suite de notre travail, qu'il complète heureusement.

____

(1) Nos sacs sont enduits de cette même matière.

CHAINE EN FER.

Quelques personnes pouvant préférer l'emploi d'une chaîne en fer à celui de la corde, nous avons fait des essais qui nous ont amené à adopter une chaîne torse du n° 22 : elle manœuvre facilement et offre un grand avantage pour la remonte surtout, car elle donne plus de prise à la main. Le seul reproche qu'on puisse lui faire, c'est son poids : une longueur de 25 mètres donne, en effet, 14 kilogrammes. — Dans ce but, l'extrémité d'une des chaînes est terminée par un porte-mousqueton fendu obliquement et soudé au cuivre au dernier anneau de la chaîne.

La chaîne peut être sectionnée, comme la corde, en plusieurs longueurs que l'on réunit à volonté à l'aide de porte-mousquetons, ainsi qu'on le voit fig. 26 en A et B.

La chaîne s'enroule facilement sur une planchette comme la corde et s'emploie de même.

On la maintient en parfait état de conservation en la graissant d'axonge.

Fig. 26.

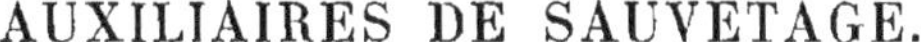

AUXILIAIRES DE SAUVETAGE.

Sous ce titre on nous permettra d'indiquer divers auxiliaires qui peuvent rendre plus facile l'emploi des appareils de sauvetage et rassurer même les personnes timorées.

Nous commencerons par l'indication de nœuds familiers aux sapeurs-pompiers et aux ouvriers du bâtiment et qui, par cela même, méritent toute confiance. On se rappelle qu'au modèle n° I, nous avons dit qu'il fallait, à l'aide de la corde de sauvetage, s'attacher sous les aisselles en faisant les nœuds sur la poitrine : dans cette situation, la partie inférieure du corps ne se trouve pas soutenue; le nœud de chaise, que nous allons faire connaître, obvie à cet inconvénient : aussi beaucoup de personnes le préfèrent-elles même aux diverses ceintures que nous ferons connaître plus loin.

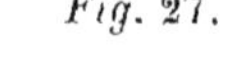

Fig. 27.

La description des nœuds que nous allons donner est empruntée à l'excellent *Manuel du sapeur-pompier* qui fait partie de la célèbre encyclopédie Roret, et c'est avec l'autorisation de l'éditeur que nous la reproduisons. Nous devons dire, toutefois, que dans le Manuel la description, mettant en scène les sapeurs-pompiers, s'exprime ainsi : « Le chef prend le cordage... le servant dirige le sauvetage.... etc. », tandis que nous, qui proposons au public l'adoption de moyens qu'il aura à employer sans aide, nous avons cru devoir généraliser l'expression, tout en respectant le texte.

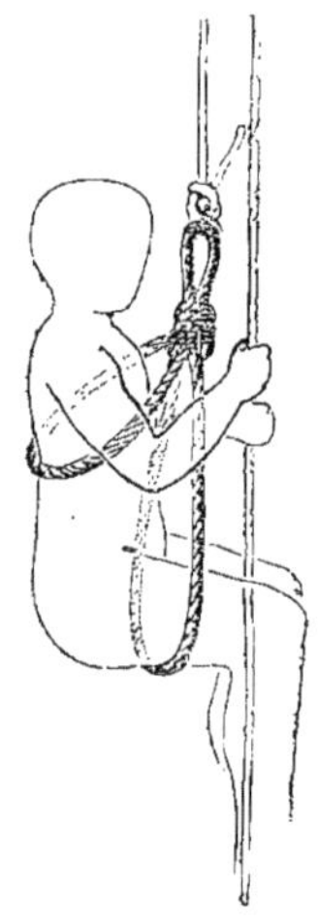

1° *Nœud de chaise* (1).

Fig. 27. Pour former ce nœud, « prendre la corde de la main gauche, à 60 centimètres de l'une des extrémités; la doubler à la longueur d'une brassée; passer le côté que maintient la main droite à cheval sur l'avant-bras gauche; ressaisir la corde de la main droite près de la gauche, et faire glisser

(1) Quoique la confection de ce nœud paraisse facile aux personnes qui se sont appliquées à le faire, nous reconnaissons qu'il suppose une grande habitude, et pour obvier à l'inconvénient qui pourrait résulter de l'inexpérience, nous en avons fait confectionner à l'avance plusieurs tout à fait indépendants de la corde de descente. Ces nœuds ont cet avantage que les boucles peuvent être allongées ou restreintes, à la volonté de celui qui les emploie, et s'adapter par suite aux membres de personnes de grosseur différente. Pour cela il suffit de desserrer le nœud qui assemble les deux boucles; on le resserre dès que l'on a fait subir aux boucles la modification nécessaire.

celle-ci à 50 centimètres ; former une boucle que l'on maintient avec le pouce de la main gauche ; introduire la main droite dans cette boucle en la passant par-dessus ; saisir de cette main, à 15 centimètres, la partie double du cordage placée sous le pouce de la main gauche ; ramener le cordage avec la main droite dans la boucle pour y former le nœud, ayant soin, avant de le serrer, que l'une des deux boucles soit plus grande d'un tiers que l'autre ; fixer ensuite au-dessus du nœud la *commande* (1) qui doit diriger le sauvetage.

» *Emploi du nœud* (V. fig. 27). — Passer le nœud par la partie supérieure du corps à la personne qu'on veut monter ou descendre, en arrondissant les boucles qu'on place de la manière suivante : la petite sous les aisselles et la grande sous les cuisses ; passer ensuite la personne en dehors de la fenêtre en maintenant le cordage en retraite, de manière à éviter les accidents, et la laisser glisser doucement à terre. »

2° *Nœud d'amarre.*

« Prendre le bout du cordage avec la main gauche, la passer autour du corps de la personne que l'on veut amarrer ; saisir le cordage avec la main droite et le laisser couler dans la gauche ; former une boucle, la longueur du cordage en dessous, introduire le bout dans cette boucle en le passant par-dessous, le laisser tomber sur la croix de la boucle, le ramener en dessus en prenant la longueur, et l'introduire de nouveau dans la boucle en le passant par-dessus, puis faire couler le cordage pour serrer le nœud.

» *Emploi du nœud.* — Ce nœud est particulièrement employé pour amarrer une personne évanouie ; il a l'avantage d'éviter

(1) La commande (*voir* la figure 32 à la fin de notre travail) est une corde auxiliaire qui est attachée par un bout au corps que l'on descend et dont l'autre bout est tenu par une personne du dehors : celle-ci manœuvre de telle sorte que le corps est préservé du heurt contre les saillies, quelles qu'elles soient, et de l'atteinte des flammes qui peuvent faire éruption par les croisées des étages inférieurs.

la perte de temps dans le cas où la position du sauveteur serait périlleuse. »

3° Nœud allemand.

« Passer un des bouts du cordage autour de l'objet que l'on veut descendre, plier cette extrémité autour de la plus grande longueur de ce cordage et l'enrouler trois fois autour de la partie qui sert à ceindre l'objet, de manière que le tirage exercé sur la plus grande longueur achève de consolider le nœud.

» *Emploi du nœud.* — On emploie ce nœud pour le sauvetage des meubles et le déblai des charpentes. »

CEINTURES.

Fig. 28.   *Fig.* 29.

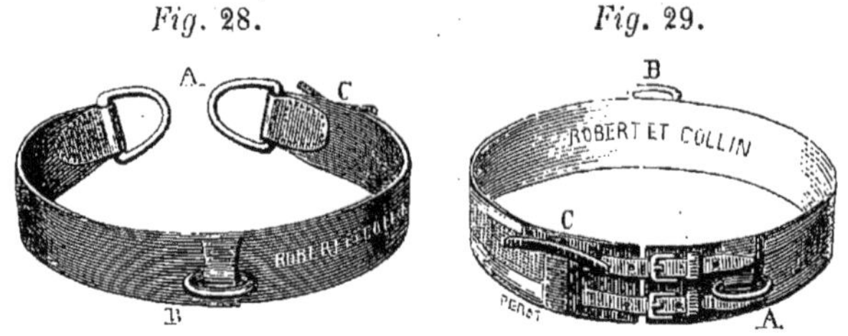

Outre les divers nœuds que nous venons de faire connaître, on pourra, si on le préfère, se servir de la *ceinture de sauvetage* en cuir, du modèle employé par les sapeurs-pompiers (fig. 28). Cette ceinture maintient bien le corps et permet la descente même d'une personne évanouie.

On place cette ceinture sous les aisselles (V. fig. 33) et de façon que les deux extrémités se trouvent sur la poitrine ; puis on passe la corde de sauvetage dans les deux anneaux A adaptés à ces extrémités et on l'y noue solidement par deux ou trois nœuds. Pour plus de précaution, on fait aussi un nœud à l'extrémité de la corde, afin d'empêcher le glissement. Dès lors, la manœuvre est indiquée : si l'on est seul, on se hisse aussi près que possible du point où la corde est enroulée ; puis, saisissant l'autre côté de la corde, on enjambe le balcon de la croisée et on se laisse aller, ne laissant filer de corde que ce qu'il en faut pour une descente tout à la fois rapide et sûre. La manœuvre, on le sait, est de lâcher la corde de la main le plus haut placée et de la reporter immédiatement au-dessous de l'autre main, comme on le voit fig. 33, qui, par suite de l'ascension de la portion de corde qu'on vient de lâcher, se trouve à son tour occuper une position élevée ; cette manœuvre, qui est celle que l'on emploie pour la descente d'un seau dans un puits, est connue de tout le monde. — Si l'on opère le sauvetage d'une autre personne, on devra, après lui avoir adapté la ceinture, attacher l'autre côté de la corde au taquet C (fig. 29), dont nous parlerons plus loin, puis passer la personne en dehors ; détachant alors la corde du taquet C, où on l'avait fixée, on opérera la descente sans difficulté....

Au lieu de la ceinture spéciale de sauvetage, on peut employer la *ceinture de gymnastique* (fig. 29) que portent ordinairement les sapeurs-pompiers : au milieu de cette ceinture on adapte un anneau B qui, dans la manœuvre de sauvetage indiquée précédemment, se trouve placé au dos de la personne. Cet anneau B sert à attacher la *commande* (fig. 32) dont nous avons indiqué l'usage page 37.

Quelle que soit d'ailleurs la ceinture que l'on adopte, nous conseillons d'y adapter un croissant en acier ou taquet C (fig. 28 et 29) fixé par sa convexité et présentant ainsi en saillie deux crochets recourbés ou cornes, dont l'emploi jouera un rôle très-important dans tous les cas de sauvetage : ainsi, lorsque, après lui avoir mis la ceinture, on voudra faire passer en dehors de la fenêtre la personne qu'il s'agira de descendre, au lieu de chercher, pour attacher la corde ou la chaîne, un point fixe et solide que l'on ne trouverait quelquefois pas de suite, il suffira de l'enrouler aux deux cornes du taquet ; dès lors, on recouvrera la liberté de ses mouvements et l'on pourra, en toute sûreté, faire passer la personne ; — ainsi encore, si l'on descend soi-même, on pourra, par le même moyen, s'arrêter à volonté, et, par suite, venir en aide aux personnes des étages inférieurs à celui d'où l'on sera parti.

Toutes nos ceintures sont munies du taquet, ainsi que de l'anneau B dorsal dont nous avons parlé plus haut.

Nous croyons devoir noter ici que des rideaux, des draps enroulés sous les aisselles peuvent suppléer aux ceintures; qu'une chaise, qu'un siége à bras peuvent permettre de sauver des personnes incapables de s'aider elles-mêmes, malades, vieillards, enfants. L'expérience de chacun trouvera d'ailleurs des auxiliaires que nous ne saurions deviner, mais qui seront bons s'ils permettent le salut cherché.

Un conseil que l'expérience justifiera toujours, c'est *qu'il est prudent que, dès le commencement des préparatifs de sauvetage, chacun adapte à son corps la ceinture dont il est muni; c'est la première garantie de salut et pour soi et pour les autres.*

SAC DE SAUVETAGE.

Un auxiliaire que l'on doit aussi avoir à sa disposition, c'est un sac en forte toile, de hauteur suffisante pour qu'une personne de taille moyenne puisse y entrer, et, au besoin, s'y abriter. Deux sangles, formant la croix sous le fond de ce sac, viennent aboutir à son ouverture, et le fortifient ainsi dans le sens de sa longueur. — Ce sac peut contenir une grande personne et un enfant de dix à douze ans : il est divisé, à cet effet, en deux parties par une cloison qui limite l'espace D réservé à l'enfant (V. fig. 30). — Le sac est fendu de haut en bas sur un tiers de sa longueur pour faciliter l'entrée aux personnes. — Enfin, sa partie supérieure, que l'on double d'une sangle, forme elle-même une ceinture de sauvetage, munie à ses deux extrémités de deux anneaux en fer A.

Pour descendre une personne qui peut s'aider elle-même : 1° on l'entre entièrement dans le sac, et on l'y dispose de telle sorte que sa face soit tournée du côté de la fente, que l'on ferme en passant la corde de descente dans les deux anneaux A,

auxquels on l'attache par deux ou trois nœuds : il vaut même
mieux nouer préalablement la corde à l'un des anneaux, et l'on
n'a plus ensuite qu'à l'attacher au second ; — 2° on détache
la ficelle qui maintient les cordes en ordre ; — 3° on jette dans
la rue le grand bout de corde, qui est enroulé sur sa planchette,

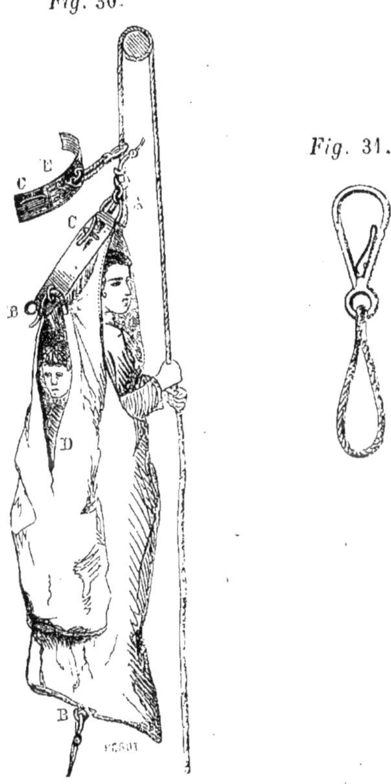

Fig. 30.

Fig. 31.

et, en s'aidant de la corde de descente, on hisse la personne
de manière à la placer près de la poulie ; puis, la maintenant à
ce point, grâce au taquet C, autour duquel on enroule deux
fois la corde, on la fait passer de l'autre côté du balcon. Elle

se trouve maintenue dans cette position toujours grâce au taquet, et on a ainsi toute liberté pour placer l'enfant dans la partie latérale du sac préparée pour lui, et que l'on ferme ensuite avec une courroie que l'on fait d'abord passer dans l'anneau supérieur, et que l'on attache ensuite à une boucle placée près de l'anneau B.

Si les flammes menacent et exigent qu'on se hâte, on peut opérer en même temps son propre sauvetage, et, pour cela, on se passe sous les aisselles la ceinture E, indiquée seulement sur la figure 30, mais détaillée à la figure 29 ; à l'anneau A de cette ceinture a été attaché par avance, à l'aide de son nœud coulant, le porte-mousqueton (fig. 31), que l'on adapte alors à la corde de descente un peu au-dessus des anneaux du sac, comme on le voit fig. 30 ; puis, enjambant le balcon, on détache la corde de descente du taquet C de la ceinture du sac, et l'on prend la direction de la manœuvre, que l'on opère comme nous l'avons indiqué précédemment (1).

On peut, d'ailleurs, se placer soi-même dans le grand sac, serrer la ceinture qui en forme l'ouverture sous ses aisselles, nouer cette ceinture à la corde de descente, puis mettre un enfant dans le sac latéral, se hisser jusqu'à la poulie, franchir le balcon et se laisser descendre en manœuvrant comme nous l'avons déjà dit.

On peut encore, grâce à la fente pratiquée dans le sens longitudinal du grand sac, passer la ceinture, qui en constitue la partie supérieure, sous les aisselles, tout en maintenant le reste de son corps en dehors du sac lui-même ; de cette façon, les pieds, laissés libres, pourront aider à éviter les obstacles, et, d'autre part, le sac pourra contenir soit un enfant, soit des objets mobiliers.

(1) Dans le cas où, comme ici, plusieurs personnes descendraient en même temps, il faudra, en raison de l'augmentation du poids, prendre un des appareils s'appuyant sur les deux battants d'une croisée. C'est surtout dans des circonstances semblables qu'il est juste de dire : *deux précautions valent mieux qu'une.*

CORDE DE COMMANDE.

Nous donnons ici le dessin de la corde de commande dont nous avons déjà parlé : elle est munie d'un porte-mousqueton et d'un bilboquet en bois, conformément au modèle de MM. les sapeurs-pompiers ; sa longueur est de 20 mètres.

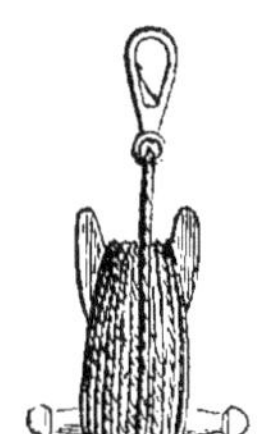

Fig. 32.

Le porte-mousqueton se fixe à l'anneau du milieu de la ceinture B, ou à l'anneau placé au-dessous du sac de sauvetage B (fig. 30) ; le bilboquet se trouve naturellement aux mains de la personne qui se charge de préserver, autant que possible, ceux qui descendent du heurt contre les saillies de toute nature et de les éloigner des flammes.

Lors même qu'une aide extérieure ne serait pas apparente au moment où l'on commencera l'opération du sauvetage, nous conseillons, néanmoins, de jeter la corde de commande dans la rue, car pendant la descente le secours peut survenir : un enfant de dix à douze ans suffit, au besoin, pour utiliser la commande.

La corde de commande est enroulée et maintenue sur une planchette, comme la corde de sauvetage, et, comme elle, elle est préparée avec la substance préservatrice contre l'action du feu.

MANŒUVRE DE SAUVETAGE.

Maintenant que nous avons fait connaître tous nos appareils et leurs auxiliaires, nous croyons utile d'indiquer la succession des actes à accomplir pour la manœuvre de sauvetage.

1° *Appliquer le point d'appui* avec la hampe vissée d'avance dans son trou X ;

2° *S'entourer le corps avec la corde,* la ceinture ou tout autre lien, que l'on place sous les aisselles ;

3° *Attacher la corde de descente au lien adopté,* par trois ou quatre nœuds ou par un gros porte-mousqueton;

4° Détacher la ficelle qui maintient les deux parties de la corde près de la poulie;

5° *Jeter dans la rue le grand bout de corde* ou de chaîne tout enroulé sur sa planchette, mais après avoir détaché la petite corde qui l'y maintient;

6° *Prendre à deux mains les deux côtés de la corde* ou de la chaîne, aussi près que possible de la poulie ou de ce qui en fait office et même le manche de la hampe; *se hisser jusqu'à la poulie* et serrer la vis de pression, s'il y a lieu;

7° *Enjamber le balcon ou l'appui de la fenêtre, et descendre en se retenant d'une main à la corde ou à la chaîne qui remonte, et que l'on prend et déprend* (V. fig. 33), comme on le fait lors de la descente d'un seau dans un puits.

On sait qu'à la ceinture est fixé un taquet en fer à l'aide duquel on peut à volonté s'arrêter dans la descente. — D'autre part, une corde de commande est attachée à l'anneau placé au dos de la personne qui descend et peut, si quelque secours survient, lui éviter la rencontre des obstacles, tels que balcons, volets, persiennes et même l'atteinte des flammes.

Dans la descente, on doit toujours faire face à la muraille.

Fig. 33, donnant une idée générale de la manœuvre de sauvetage d'une personne par elle-même, nous a paru mériter une place à part : elle indique d'ailleurs d'une manière précise certains détails importants : la face tournée vers la muraille, la position des mains sur la corde de descente, celle de la ceinture de sauvetage assemblée par ses anneaux avec la corde de descente comme on le voit en A, enfin la corde de commande fixée à l'anneau dorsal B.

Cette figure nette et claire réunit les qualités que l'on a pu remarquer séparément dans les figures précédentes; aussi je profite de cette occasion pour remercier l'artiste auquel je dois une si complète traduction de ma pensée. M. Perot a rendu intelligibles pour tous des descriptions qui sans l'aide de son crayon seraient souvent restées obscures; je me plais à voir en lui un véritable collaborateur.

Fig. 33.

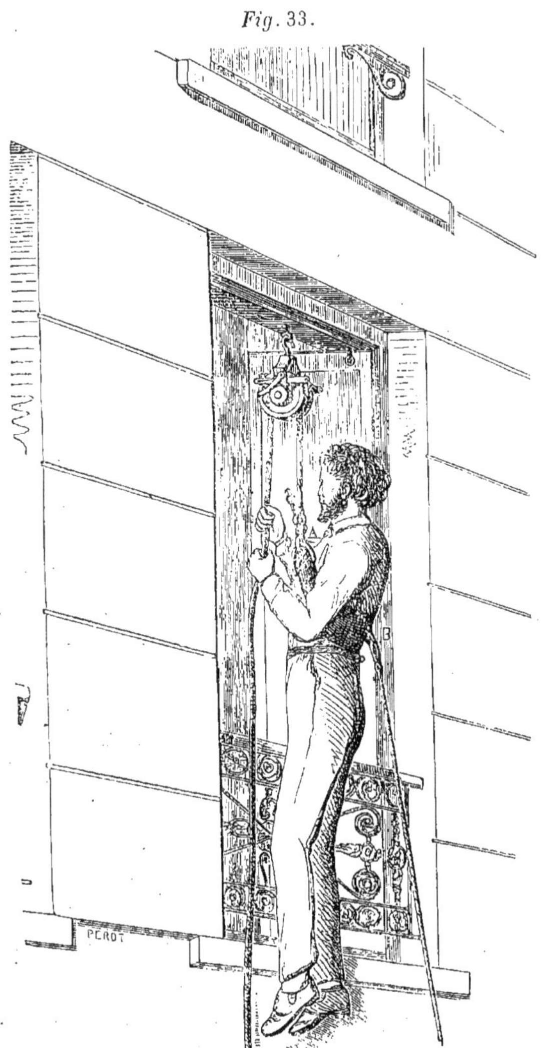

Nous ne terminerons pas ce travail sans insister sur un point important : *quelque simple, quelque parfait que soit l'appareil adopté, il faut toujours qu'une pratique suffisante en rende l'usage familier ; car toute hésitation, tout tâtonnement peut devenir calamiteux, alors que le danger personnel et le péril de ceux qu'on aime troublent les âmes les plus énergiques.* D'autre part, il est utile que la solidité des points de support (croisées, persiennes) (1) soit mise à l'épreuve, et c'est seulement par des essais sérieux qu'on pourra la constater. On devra éprouver les épissures des cordes pour s'assurer de leur solidité ; essayer même la chaîne, si on l'adopte, en y suspendant des poids et surtout en lui imprimant des secousses. Qu'on ne l'oublie pas, ici c'est la solidité de l'outil employé qui garantit le salut ; l'habileté, l'agilité de l'homme dans la manœuvre ne sont, en proportion, que secondaires : elles n'ont leur importance que si l'instrument est bon. Enfin si jamais une circonstance exige la rapidité d'exécution, c'est bien celle où l'on se trouve placé en cas d'incendie ; or, quel moyen autre de l'assurer que l'emploi familier de l'appareil de sauvetage ? Qu'on n'attende donc pas l'heure du danger, qu'on expérimente souvent l'appareil, qu'on simule un sauvetage et que toutes les personnes de la famille s'initient à la manœuvre. — Nous savons combien il peut être désagréable, surtout pour des dames, de faire des expériences de cette nature ; aussi conseillerons-nous, ce que nous avons fait chez nous, l'expérience dans une cour ou en dedans des rampes d'un escalier. Toute épreuve devra être faite, autant que possible, dans les conditions où l'on doit se trouver en cas d'incendie, c'est-à-dire le long d'une paroi ; autrement, l'expérimentateur, lancé dans le vide et n'ayant plus la possibilité de maintenir sa direction, tournerait sur lui-même.

(1) Les croisées présentent habituellement une grande solidité : leurs battants et leurs bâtis sont rendus solidaires par les fiches ou les pommelles qui les assemblent. Les persiennes sont gondées et scellées en quelque sorte aux murailles ; les feuillures, enfin, forment encore des points d'assise pour les unes comme pour les autres.

Notre travail, nos recherches avaient pour but unique d'offrir aux incendiés un secours toujours à leur disposition : des faits récents nous prouvent que nos appareils peuvent rendre encore d'autres services. Deux circonstances nous ont amené à cette conviction; nous allons les faire connaître, pour que chacun puisse juger comme nous.

Le 26 janvier 1869, le *Phare de la Loire*, rendant compte d'un incendie à Cholet, relatait qu'au second étage de la maison incendiée une jeune personne faisait des appels désespérés à la foule, que les échelles ne pouvaient atteindre à cette hauteur, mais qu'un homme bien avisé eut la présence d'esprit de se procurer un peloton de grosse ficelle, le garnit d'une pierre (1) et l'envoya au second étage; la jeune fille eut l'adresse de s'en saisir et le courage de se lancer sur ce frêle support au milieu de la fournaise : elle fut sauvée.

Ces jours-ci, à Paris, place Sorbonne, éclate en plein jour un commencement d'incendie par suite d'une explosion; les habitants de la maison terrifiés cherchent à se sauver par les croisées, car l'escalier semble embrasé; la foule est accourue pour donner des secours, mais MM. les sapeurs-pompiers ne sont pas là pour offrir l'aide de leurs échelles, de leurs cordes, et surtout de leur courage expérimenté (2). Cependant le sauvetage s'opère : tantôt c'est une longue perche qui se dresse, et le long de laquelle un homme grimpe et parvient ainsi à sauver un enfant, puis une femme; tantôt de longues échelles sont apportées; elles n'atteignent pas assez haut; mais des draps attachés aux fenêtres permettent aux personnes menacées d'ar-

(1) Cette pierre, qui sert à enrouler la ficelle et met à même de la faire parvenir au deuxième étage, nous a donné l'idée de préparer à l'avance des cordes destinées au même usage, et que nous décrivons sous le titre de *Corde de secours*.

(2) La panique est presque toujours telle, qu'on va rarement les chercher dès le commencement du sinistre; malgré toute leur célérité, ils sont exposés à n'arriver que tardivement.

river jusqu'à elles ; tantôt ce sont des cordes lancées du dehors qui, attachées aux balcons des fenêtres, ont permis le sauve-tage (1).

Eh bien ! si là, dans le voisinage, quelqu'un eût été muni d'une de nos poulies armée de sa corde, de sa ceinture, de son sac, quelle aide n'eût-elle pas apportée et quelle facilité n'eût-elle pas donnée ? Les échelles, à Cholet comme à Paris, n'atteignaient pas assez haut, mais une corde lancée avec la précaution prise par l'homme bien avisé dont parle le *Phare de la Loire* eût permis de faire parvenir l'appareil à l'étage voulu mais une hampe (2) placée aux mains d'un homme courageux, monté jusqu'aux derniers échelons de l'échelle, eût mis à la portée des personnes menacées soit l'une de nos poulies, soit l'une de nos cordes munie d'une ceinture et d'un sac.

Le désir d'être utile nous fait voir partout des moyens faciles d'employer nos modestes appareils ; qu'on pardonne à notre ambition, elle est de celles qui sont heureuses d'être dépassées.

CORDE DE SECOURS.

Sous ce nom, nous désignons la corde dont l'idée nous a été fournie par l'acte si intelligent de la personne qui a sauvé la jeune fille de Cholet. (Voir le récit qui précède.) Notre corde de secours est de la nature de celles qu'on appelle *fouet ;* nous la fixons par l'une de ses extrémités à l'angle A d'une plaque en tôle (fig. 34) ; puis nous l'enroulons sur cette même plaque ; l'autre extrémité est attachée à une balle de caoutchouc plein, sur laquelle est disposée une ligature cruciale en peau : à l'une des bandes formant cette ligature est adaptée une petite anse en cuir, qui sert à former l'assemblage de la corde

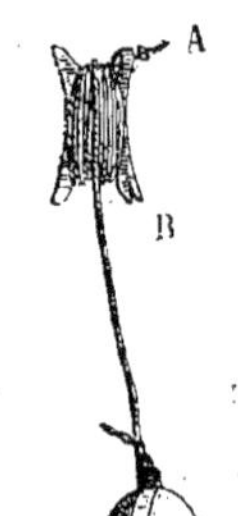

Fig. 34.

(1) Nous croyons devoir rappeler ici tout ce que l'on a dû au zèle et à l'expérience des maître et professeurs du gymnase le plus voisin des lieux menacés.

(2) La hampe pourrait, en prévision de pareilles circonstances, être établie d'une longueur de 3 et même de 4 mètres.

et de la balle. — La balle et la plaque de tôle ont à peu près le même poids, et peuvent être indifféremment employées pour le jet.

Lorsqu'il s'agit d'opérer, on déroule la corde, que l'on étend sur le sol de manière qu'elle ne rencontre pas d'obstacle qui l'empêche de suivre la projection de la balle ; ensuite, prenant le bout de corde aboutissant à la balle, on balance celle-ci en imitant le mouvement d'une personne qui encense, puis on la projette dans la direction de la fenêtre ou du balcon que l'on veut atteindre. La corde suit sans difficulté, et il est rare qu'après deux ou trois tentatives, au plus, on n'atteigne pas le but. Ici encore l'exercice rendra facile ce qui d'abord peut paraître difficultueux. Quelques autres moyens peuvent être employés pour atteindre le même résultat ; celui-ci nous à paru simple, et nous l'avons expérimenté plusieurs fois : il nous a semblé à la portée de tout le monde.

La corde de secours, envoyée aux personnes menacées, est assujettie par celles-ci à un point fixe et solide : l'autre extrémité est attachée à l'un de nos appareils, dont le poids n'est jamais au-dessus des forces d'une femme ou d'un enfant de douze ans, et est facilement monté jusqu'au point voulu. Accroché aussitôt, il permet d'opérer le sauvetage (1).

Si quelque circonstance empêchait les personnes menacées d'opérer elles-mêmes, on pourrait, dès qu'elles auraient fixé l'appareil, monter jusqu'à elles et leur donner l'aide nécessaire.

(1) Nous indiquons de préférence celui que représente la figure 11 ; il réunit les conditions les plus favorables.

DES MODES INDIQUÉS PAR M. A. CHEVALLIER FILS POUR PRÉSERVER LES CORDES ET TOILES DE LA COMBUSTIBILITÉ.

M. A. Chevallier fils avait en 1863 adressé à l'Institut (académie des sciences) un mémoire sur les moyens de préserver MM. les sapeurs-pompiers des atteintes redoutables des flammes, auxquelles leur dévouement les expose sans cesse. Diverses circonstances ont fait oublier ce mémoire et l'auteur ne pensait plus avoir à s'occuper de la question, lorsque nous sommes venu réveiller tout son intérêt. Il a bien voulu nous autoriser à extraire de son travail ce qui faisait l'objet de nos préoccupations : nous le remercions bien sincèrement de sa bienveillance et nous nous empressons de mettre le public à même de profiter de ses savantes recherches.

Extrait.

« Reprenant nos travaux de 1862, nous avons pu nous assurer, par des expériences qui sont, suivant nous, concluantes, de la valeur de divers sels ; nous avons agi sur des toiles et des cordes imprégnées, non pas avec une flamme de bougie, mais avec celle d'une lampe d'émailleur, dont l'intensité est des plus vives.

» Voici les résultats des essais que nous avons entrepris avec dix mélanges différents ; nous les rangeons d'après leur valeur réelle. Les cordes essayées avaient une épaisseur d'un demi-centimètre de diamètre.

MATIÈRES EMPLOYÉES.	ASPECT DE LA CORDE.	PRODUCTION DE FLAMME.	CHARBONNAGE.	SOLIDITÉ APRÈS L'ACTION DU FEU.
Silicate de soude ou de potasse.	Ne change pas d'aspect.	Ne flambe pas.	Ne charbonne pas.	Noircit, conserve sa solidité.
Phosphate de chaux ammoniacal silicaté.	Roidie fortement.	D°.	D°.	Résiste assez bien à l'épreuve.
Tungstate d'ammoniaque.	Ne change pas.	D°.	S'éteint.	Résiste peu à la flamme.
Id. de soude.	Change peu d'aspect.	D°.	Charbonne.	D° d°.
Sulfate de soude.	Rend la corde rêche.	D°.	D°.	Résiste assez bien à l'épreuve.
Chlorure de Baryum.	D°	D°.	Ne charbonne pas.	Perd toute résistance.
Phosphate de chaux.	Blanchit la corde.	D°.	D°.	Ne résiste pas au feu.
Borate de soude.	D°	D°.	Charbonne.	Se casse facilement.
Phosphate de soude.	Rêche.	Flambe.	D°.	D° d°.
Corde normale.		D°.	D°.	Se réduit en cendres.

» De ces essais il résulterait que c'est au silicate de soude ou de potasse qu'il faut donner la préférence; après lui, on pourrait employer le phosphate ammoniacosilicé et le tungstate de soude.

» Le mode de préparer les toiles et cordes incombustibles est le suivant : on prend du silicate, on le réduit à 30° degrés en ajoutant de l'eau bouillante; on maintient ce bain pendant deux heures à la même température; les cordes et sacs ainsi imprégnés sont ensuite séchés dans une étuve à air chaud. On pourrait avoir un bac en bois chauffé à la vapeur, puis faire arriver le liquide en vapeur dans ce bac, qui serait couvert. Les cordes et les toiles disposées sur des clayons pourraient, par la vapeur retombant continuellement, s'imprégner plus régulièrement. L'eau chargée du principe conservateur retirée du bac par un robinet et l'égouttage complétement fait, le bac, par un tube de chauffage, pourrait servir d'étuve : on surveillerait ainsi facilement l'opération. Le liquide extrait du bac serait toujours ramené au même degré par addition de la quantité nécessaire de silicate.

» Pour nous, c'est le moyen le plus économique à employer dans le but d'obtenir une incombustibilité convenable.

» A. Chevallier fils. »

FLÈCHES DE SAUVETAGE DELVIGNE.

Au moment de mettre sous presse, nous lisons dans le *Moniteur universel* du 14 avril le compte rendu d'expériences faites au polygone de Vincennes sur les flèches porte-amarre de sauvetage de M. Delvigne. On y exprime l'opinion que l'emploi de ces flèches pourrait rendre de très-grands services dans les incendies pour envoyer un cordage du dehors à l'intérieur d'une maison. — Que pouvions-nous faire de mieux que de solliciter de l'inventeur l'autorisation de faire connaître à nos lecteurs cette ressource nouvelle offerte contre un fléau redoutable? M. Delvigne a bien voulu accueillir notre demande, et c'est un exposé succinct fait par lui-même que nous mettons sous les yeux du lecteur.

« Ces flèches sont en fer creux, d'un mètre dix centimètres de longueur, ou bien en bois, d'un mètre soixante-quinze centimètres de longueur, l'une et l'autre du poids de huit kilogrammes; celles en bois sont flottantes.

» La flèche, d'un diamètre un peu inférieur à celui de l'arme qui doit la lancer, porte à sa partie postérieure, qui repose sur la charge de poudre, une virole en cuivre presque du calibre de l'arme, formant ainsi un renflement ou ressaut.

» A l'extrémité antérieure de la flèche, on forme un coulant de cinq à six tours de cordage un peu serré. Sur ce coulant, on place deux bagues de corde entrelacées et qui embrassent la flèche au-dessus du coulant. A ces deux bagues, de vingt à vingt-cinq centimètres de longueur, on attache la ligne à entraîner, qui, lovée en bobine se dévidant par l'intérieur, est placée à terre près du tireur.

» Au moment où le coup part, le coulant et les bagues ou attaches, auxquelles la ligne est reliée, glissent le long de la flèche jusqu'à la virole, formant ressaut à l'arrière, et entraînent cette ligne. Par ce moyen se trouve évité le choc si brusque que produit le départ du projectile et qui, dans les divers systèmes connus jusqu'ici, faisait si souvent rompre la ligne.

» Par ce système, il sera facile au pompier, armé de son mousqueton, de faire passer une flèche entraînant une ligne par la croisée d'un cinquième ou sixième étage. Une fois la communication établie, on amène des cordages de plus forte dimension pour opérer le sauvetage.

» Une charge de poudre d'un gramme à un gramme et demi suffit pour lancer jusqu'à un sixième étage ou sur un toit une flèche dont le poids est de cent cinquante à cent quatre-vingts grammes. »

ADDITIONS.

Chaque jour nous apporte un renseignement, et nous croyons qu'il est de notre devoir de communiquer au public ce qui nous paraît plus facilement applicable.

M. Rolland, architecte, nous signale deux moyens aussi simples que sûrs en usage dans certains corps d'état pour la descente et la remonte : 1° l'*étrier* dans lequel le puisatier engage son pied pour descendre dans les puits; — 2° la *sellette* qui permet aux badigeonneurs de travailler assis, et qui pourrait évidemment être employée pour la descente des personnes incapables de s'aider.

Les puisatiers et les badigeonneurs ont, d'ailleurs, le corps maintenu, à la hauteur de la ceinture, par la corde qui sert soit à la descente, soit à la montée.

M. Rolland pense que la corde à employer doit être de la grosseur de celles qui servent aux maçons; la main aurait ainsi plus de prise. — Nous ne repoussons pas cette proposition; nous ferons seulement remarquer que son adoption aurait pour résultat d'augmenter le poids des appareils.

On nous a appris qu'à Londres on a fait l'essai suivant : une corde a été fixée par sa partie moyenne au sommet d'une fenêtre; les deux chefs de cette corde, jetés dans la rue, ont été engagés entre deux corps de poulies fixés aux extrémités d'une pièce de bois; puis deux personnes, tirant en sens contraire les deux cordes ont amené, par l'écartement qui en résulte, l'ascension rapide des poulies. Au milieu de la pièce de bois porte-poulies se trouve fixé un croc auquel on attache les personnes ou les objets qu'il s'agit de sauver, et on opère la descente par une manœuvre exactement contraire à celle qui a d'abord été pratiquée.

CONCOURS A L'INSTITUT EN L'AN VI.

Notre travail achevé et soumis à l'état d'épreuve à la critique de juges autorisés, nous avons appris au secrétariat de l'Académie des sciences qu'en l'an VI l'Institut, préoccupé de la grave question du sauvetage des incendiés, avait chargé une commission de l'étudier et d'en préparer la solution. Nous avons immédiatement consulté les Mémoires de la savante compagnie, et nous avons pu constater qu'elle désirait surtout des machines faciles à transporter, faciles à manœuvrer; elle voulait que les hommes les moins habiles pussent s'en servir sans difficulté. En l'an VII, la question est mise au concours par la classe des sciences mathématiques et physiques, les travaux de la commission instituée précédemment sont généreusement mis à la disposition des concurrents, et le prix (1 kg. d'or) est partagé entre les citoyens Tremel, Guyot et Regnier. — La solution n'était cependant pas trouvée; ce que l'on avait jugé de moins imparfait consistait en une série d'échelles s'élevant l'une au-dessus de l'autre, soit par glissement, soit à l'aide de poulies et de cordages. — Toujours le salut devait venir du dehors, et, en attendant son arrivée, les malheureux menacés devaient rester sous le coup d'une attente cruelle.

Si nous tenons à noter ces faits, c'est qu'ils confirment pour nous tout à la fois : 1° l'importance de la question, importance reconnue par le premier corps savant de notre pays ; 2° la nécessité de combler la lacune laissée par les travaux antérieurs aux nôtres et qui n'ont qu'un but, *amener du secours du dehors.*

PRIX APPROXIMATIFS

DIVERSES PARTIES CONSTITUANT LES APPAREILS DE SAUVETAGE.

En indiquant aujourd'hui des prix pour les divers éléments des appareils de sauvetage en cas d'incendie, nous cédons tout à la fois à un usage et à la demande des personnes auxquelles nous avons communiqué notre travail. Nous devons cependant noter que ces prix ne sauraient être définitifs : les nombreux essais que nous avons faits, les modifications qui en ont été le résultat, ont forcément augmenté pour nous le prix de revient; et une préoccupation constante, celle de la solidité, a pu nous faire exagérer les soins de la fabrication. Aussi nous ne doutons pas que bientôt l'industrie n'arrive à produire à un taux moins élevé, tout en conservant aux appareils les qualités nécessaires à la sécurité de ceux qui auraient à les employer.

Nous ne parlerons pas du prix des torchons et serviettes; chacun en a, et il suffit qu'ils soient de bonne qualité, c'est-à-dire solides, pour rendre le service exceptionnel auquel on les emploiera.

Nous avons indiqué à chaque pièce le numéro de la figure où son emploi est expliqué dans notre travail; c'est, croyons-nous, le meilleur moyen de guider les intéressés.

                                                   FR. C.

1°. Corde câblée à l'envers (1) de 45^m, ayant 1 centimètre 1/2 de diamètre et pouvant servir pour un 4e étage (poids, environ 6 kilog.). 16 50

---

(1) **MM. Robert et Colin** se sont initiés auprès de **M. Chevallier** à la préparation nécessaire pour rendre les cordes et les sacs ininflammables ; ils se mettront volontiers à la disposition du public.

FR. C.

2°. Corde de 25ᵐ, ayant 1 centimètre 1/2 de diamètre et pouvant servir pour un 2ᵉ étage (poids, environ 3 kilog. 325 gr.). 9 50

3°. Deux cordes de 25ᵐ chacune, destinées à être assemblées, et préparées dans ce but suivant les indications données aux figures 23, 24 et 25. . . . . 20 »

4°. Porte-mousqueton en acier trempé à ressort pour l'assemblage des cordes et des chaînes (fig. 23). . . . 6 »

5°. Planchette (fig. 21) en bois de frêne ou d'ormé, couverte, sur ses deux faces, de tôle noircie et clouée solidement. 5 50

6°. Tringle en fer non recuit (fig. 22), destinée au même usage que la planchette. . . . . 5 »

7°. Ceinture de sauvetage (fig. 28) en cuir, munie de son taquet, rivé très-solidement sur rondelle en tôle. . 17 »

8°. Ceinture de gymnastique (fig. 29), garnie de son taquet et de deux anneaux fortement rivés sur rondelle de tôle. 7 50

9°. Nœuds de chaise, indépendants (fig. 27) : — on peut faire ces nœuds soit en corde, soit en sangles, soit en courroies de cuir. 3 50

10°. Sac de sauvetage, non compris le porte-mousqueton ni la ceinture. . . . . 18 »

11°. Porte-mousqueton en fer forgé (fig. 31) trèsfort, avec bout de corde à épissure. . . . . 8 »

12°. Corde de commande de 20ᵐ (fig. 32) avec sa planchette, son porte-mousqueton et son bilboquet. . . 5 »

12° *bis*. La même de 10ᵐ. . . . . 4 »

13°. Fer forgé en étrier (fig. 4) dont la partie A est destinée à recevoir l'anse d'attache . . . . 5 »

14°. Crampon en fer (fig. 5). . . . . 8 »

15°. Hampe en bois (fig. 6), avec sa vis A s'adaptant dans tous les écrous X des divers appareils. 3 50

16°. Poulie dormante (fig. 8) s'adaptant indistinctement aux anses et à tous les autres points d'appui. . . 6 »

FR.   C.

17°. Point d'appui en bois (fig. 7), muni d'une gorge de poulie. — Cet appareil pouvant être fabriqué par tout le monde, comme la planche en bois brut (fig. 12), qui, avec ses cinq pitons et son écrou X, ne coûte que 7 francs ; si on y adapte la poulie dormante (fig. 8), cet appareil, sans la corde, coûte. . . . . 13 »

18°. Poulie à double effet (fig. 9) servant à deux fins. 30 »

19°. La même avec porte-mousqueton (fig. 10). . . . 35 »

20°. La même fixée à un crampon (fig. 11). . . . . . 36 »

21°. La même fixée à un crampon prolongé et terminé en D, comme celui de la figure 18. . . . . 42 »

22°. Planche en bois brut (fig. 12) garnie de ses cinq pitons et de l'écrou X, prenant son point d'appui sur les battants d'une croisée. . . . . 7 »

23°. Barre de fer (fig. 13) prenant son point d'appui sur les battants d'une croisée. . . . . 9 »

24°. Barre de fer (fig. 14) prenant son point d'appui sur des gonds de persiennes. . . . . 9 »

25°. Tube (fig. 15). . . . . 20 »

26°. Crochets, chaîne et barre de fer tordue, s'adaptant aux gonds d'une persienne (fig. 16) ou aux fiches d'une croisée. . . . . 18 »

27°. Chaîne et crampons (fig. 17) s'appuyant sur deux battants d'une croisée ou d'une persienne. . . . . 20 »

28°. Crampon (fig. 18) avec potence, ayant son point d'appui sur le battant d'une croisée. . . . . 18 »

29°. Deux barres de fer glissant l'une sur l'autre, et fléau y adapté (fig. 19) avec son T et le crampon pour le bas de la croisée. . . . . 50 »

30°. Potence en fer pouvant s'ancrer par deux gonds dans des porte-gonds scellés (fig. 20). . . . . 5 »

31°. Chaîne torse, n° 22, le mètre à 1 fr. 10 c.

32°. Balle de caoutchouc pleine (fig. 34), sa plaque en tôle avec la ficelle enroulée. . . . . 4 »

RÉSUMÉ.

Premier modèle proposé.

L'appareil figure 11, qui se compose (voir nº 20) d'un crampon, d'une poulie à double effet rivée au crampon, d'une corde
de 25ᵐ avec sa planchette, d'une ceinture en cuir complète,
d'une hampe, coûte 71 fr. 50 c.

Ce modèle, qui s'adapte à un seul battant de croisée, est d'un
maniement facile.

Si on voulait y joindre le point d'appui figure 12 (planche en
bois brut) ou celui de la figure 13 qui est en fer, et qui, tous
les deux, portent sur les deux battants d'une croisée, il y aurait une augmentation de 7 à 9 fr. — La poulie porte-mousqueton (fig. 10) qui présenterait l'avantage de la fixité, comme
celle qui est rivée, et qui, de plus, pourrait s'adapter indistinctement au crampon et aux divers points d'appui portant
sur les deux battants de croisée, augmenterait le prix de 7 fr.

Si l'on complétait une longueur de corde de 45ᵐ, le prix
augmenterait de 9 fr.

Si l'on ' voulait un crampon allongé du bras B jusqu'en D
comme celui de la figure 18, 7 fr. de plus.

Un sac, une ceinture, le gros porte-mousqueton pourraient,
en outre, être utilement acquis, mais leur prix est nettement
déterminé, et chacun peut apprécier à l'avance l'augmentation que subirait la valeur de son appareil.

Second modèle proposé.

Appareil devant porter sur les deux battants d'une croisée :

La planche brute (fig. 12) de. . 7 fr.		
Ou la barre de fer (fig. 13).		9 fr.
Poulie à double fin. 30	30	
Corde de 45ᵐ câblée à l'envers. . 16	50 c.	16 50 c.
L'enrouloir ou tringle de fer pour		
la corde 5	5	
	51 fr. 50 c.	60 fr. 50 c.

TABLE DES MATIÈRES.

PARIS. TYPOGRAPHIE DE HENRI PLON, IMPRIMEUR DE L'EMPEREUR,
8, rue Garancière.

NOTES COMPLÉMENTAIRES

FAISANT SUITE A UN TRAVAIL

SUR LE

SAUVETAGE EN CAS D'INCENDIE

Par M. CHARRIÈRE

Ancien Fabricant d'Instruments de chirurgie,
officier de la Légion d'honneur.

Lorsque nous avons rédigé notre première Notice, nous ne pouvions faire valoir auprès du public que des expérimentations personnelles; aujourd'hui nous sommes fort des épreuves opérées sous les yeux d'une Commission spéciale d'officiers du corps des sapeurs-pompiers de la ville de Paris et d'une Commission de la Société d'encouragement pour l'industrie nationale.

De sages observations nous ont amené à compléter la série des éléments que nous avions proposés, et nous croyons devoir faire connaître au public le résultat définitif de ces expériences et de ces modifications, puisque c'est pour lui que nous avons cherché et que c'est lui surtout qu'il s'agit de convaincre.

M. le Préfet de police ayant nommé une Commission spéciale, dont les membres appartenaient à l'état-major du corps des sapeurs-pompiers, nous fûmes appelé, le 9 juin 1869, à expérimenter devant cette Commission à la caserne de la rue du Vieux-Colombier. Voici le récit succinct des manœuvres opérées :

1° L'appareil fig. 11 (voir la brochure), se composant d'un crampon et d'une poulie à double effet, munie de la corde de sauvetage, fut placé sur le battant d'une croisée du 4e étage.

La corde, qui était neuve et avait 45 mètres de longueur, était enroulée sur le dévidoir fig. 22 ; elle fut jetée en masse dans la cour et se déroula sans difficulté et sans s'être emmêlée. Deux descentes et deux ascensions furent opérées successivement par l'un de nos collaborateurs.

2° L'appareil fig. 12, dont le moyen d'attache est une planche de bois brut, fut à son tour appliqué sur les deux battants d'une croisée du 3e étage, à l'aide de la hampe. Le sac indiqué à la fig. 30 fut assemblé à l'appareil, et trois personnes purent, grâce à lui, descendre en même temps sans difficulté. Pendant le cours de la descente, M. le colonel Willerme s'assura qu'une personne pouvait sans effort, en retenant la corde, suspendre l'opération. La poulie à double effet que nous employons suffit, en effet, grâce à son cliquet et à son rochet, pour faire contre-poids aux charges les plus lourdes. Un sapeur-pompier descendit à son tour et usa sans difficulté d'un appareil que cependant il employait pour la première fois.

3° Nous fîmes alors l'essai de la chaîne en fer substituée à la corde de sauvetage. La manœuvre s'opéra aussi facilement ; mais la question de rupture possible d'un anneau s'éleva aussitôt, et l'appréhension d'un accident de cette nature nous amena à en décider l'abandon. Il ne faut pas, en effet, qu'une inquiétude quelconque vienne troubler les malheureux incendiés au moment où ils seront sur le point de confier leur vie à l'un des appareils que nous leur proposons.

D'autre part, et comme étant d'une manœuvre plus facile, nous avons adopté une corde d'un diamètre de 18 millimètres au lieu de 15, que nous avions d'abord employé. Avec une corde plus grosse, on n'a plus à faire que deux tours dans la gorge de la poulie.

4° Passant alors à l'emploi des moyens élémentaires que nous avons indiqués fig. 1 et 3, on opéra à l'aide d'un torchon, successivement avec et sans la poulie dormante (fig. 8), qui est d'un excellent usage pour la descente.

5° Prévenant une objection possible portant sur le cas à prévoir du manque de solidité du torchon ou de la serviette, nous improvisâmes alors un moyen d'attache auquel aujourd'hui nous donnons sans hésitation la préférence : on prend une corde de 4 à 5 mètres de longueur, de même grosseur que celle de descente; on en assemble les deux bouts par un nœud, puis on forme un cercle de quatre à cinq chefs (fig. 35), avec lesquels on embrasse d'un nœud coulant la partie supérieure du châssis d'un battant de croisée dont on a cassé le carreau, comme nous l'indiquons fig. 3. La partie pendante de la corde offre alors une anse solide qui a les avantages d'une poulie dormante, et l'on peut opérer sans crainte.

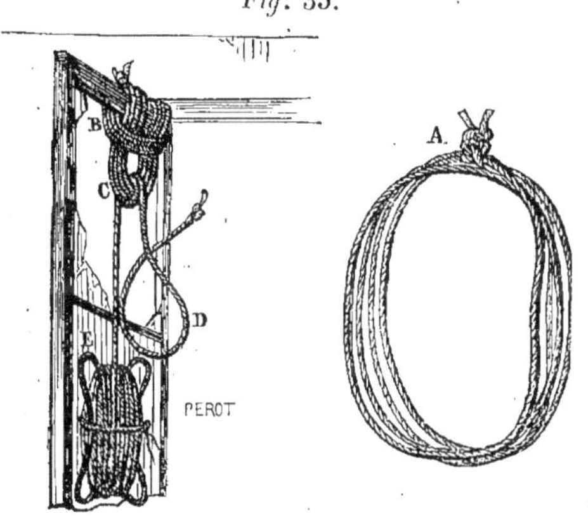

Fig. 35.

6° La corde dite de secours (fig. 34) fut alors employée et transmise sans difficulté à une personne placée au deuxième étage, qui put ainsi amener jusqu'à elle un des appareils de sauvetage.

Nous croyons l'emploi de cet auxiliaire d'autant plus utile, que les saillies de plus en plus nombreuses de nos habitations augmentent la difficulté de l'ascension à l'aide des échelles.

A la fin de cette séance, M. le colonel Willerme voulut bien nous dire que la poulie à double effet lui paraissait offrir de tels avantages, qu'il en ferait peut-être la demande à l'administration pour le corps des sapeurs-pompiers. Il chargea, en outre, le commandant Ganzin de faire exécuter de nouvelles expériences.

M. le commandant expérimenta dès le lendemain et sans que nous fussions présent. Il voulut bien nous faire part de ses observations, et nous en profitâmes pour compléter notre outillage. Voici les deux faits qu'il me signala :

1° La gorge de la poulie, étant en bois, se rayait et s'échauffait sous l'action de descentes et d'ascensions répétées, et, pour l'emploi que pouvaient en faire MM. les sapeurs-pompiers, il était nécessaire d'obvier à cet inconvénient. Nous le fîmes aussitôt en appliquant une des indications que nous avions nous-même fournies (page 21 de notre Notice), c'est-à-dire en garnissant la gorge d'une lame métallique.

2° Le point d'attache portant sur un seul battant de croisée en mauvais état, ce battant avait fait entendre un craquement de mauvais augure. Les incendies pouvant éclater dans des maisons vieilles et dont les croisées, peu solides, pourraient amener des catastrophes, il était urgent de trouver un nouveau moyen d'attache. Nous imaginâmes aussitôt celui que représente la fig. 36, et dont la description est au Rapport ci-joint de la Commission [1].

Nous obtînmes alors de M. le commandant Ganzin l'autorisation d'expérimenter devant lui nos nouveaux moyens.

Le point d'attache (fig. 36) fut placé sur le battant même qui avait menacé ; la poulie employée était celle dont nous avions fait garnir la gorge. Six sapeurs se suspendirent à la corde et firent des soubresauts. Rien ne bougea : le battant de croisée trouvait, en effet, dans la solidité de son dormant la solidité qui lui manquait. Dix ou douze descentes furent ensuite opérées avec la rapidité si facile à MM. les sapeurs-pompiers, et la gorge de la poulie, à peine échauffée, vint justifier l'application que nous avions faite d'une garniture métallique.

Quelques indications précieuses résultèrent encore pour nous de ces épreuves avec MM. les sapeurs-pompiers :

[1] Nous devons noter ici que nous fûmes aidé dans cette circonstance par les conseils de notre ami et ancien confrère, M. Evras.

1° Nous reconnûmes que l'assemblage de la corde de descente à la ceinture de sauvetage doit se faire ainsi : on passera la corde dans les deux anneaux, mais on ne l'attachera qu'au second, de telle sorte que la ceinture pourra se serrer ou se relâcher autour du corps auquel on l'aura adaptée.

2° Il faut que la garniture métallique de la poulie soit fixée très-solidement avec de longues vis à bois, six au moins de chaque côté; sans quoi, le bois venant à sécher, l'enveloppe métallique pourrait se trouver séparée et tourner, le corps de poulie restant immobile.

3° Pour que les poulies soient plus légères, on emploiera du bois poreux, mais on s'assurera que l'arbre du centre est bien ajusté dans le trou, qui sera carré, ainsi que l'arbre lui-même. Pour plus de sûreté, nous ajoutons de chaque côté une plaque en tôle que nous fixons avec quatre vis et dans laquelle l'arbre trouve, pour s'adapter, une embrasure carrée.

4° Les barres en bois ou en fer ayant paru lourdes, nous en fabriquons maintenant en acier dont le poids est inférieur à 6 kilogrammes.

5° Nous avons reconnu qu'il fallait terminer la poulie par un porte-mousqueton (fig. 10) et non par un simple crochet.

A la suite des expériences que nous venons de faire connaître, un rapport fut adressé à M. le Préfet de police. Ce rapport relate tout ce que nous venons d'exposer. Il déclare que nous avons résolu « de la manière la plus ingénieuse, la plus » simple et la plus sûre, le problème tant de fois cherché de » trouver un point d'appui suffisamment solide dans l'intérieur » de la pièce où doit se faire le sauvetage. » Il demande que, » dans l'intérêt de la sécurité publique, cet appareil soit en » quantité suffisante déposé dans les hôpitaux, dans les lycées, » institutions, etc., » parce que, ajoute-t-il, « le corps des sa-» peurs-pompiers aura dans cet appareil une ressource pré-» cieuse toutes les fois qu'il le trouvera dans une habitation où » doivent se faire les sauvetages. »

La Commission pense que nos attaches, notamment celle de

a fig. 36, *devraient être retenues et qu'elles pourraient figurer dans l'instruction des sapeurs-pompiers.*

Les nœuds de rallonge, indiqués page 32 (fig. 23), lui semblent bons à adopter.

Si elle n'accepte pas les planchettes (fig. 21 et 22), c'est qu'elle ne les croit bonnes que pour des cordages de petite dimension. Nous nous en remettons à l'expérience pour l'amener un jour à la conviction que nous avons acquise. Qu'elle en soit persuadée, il n'y a pas d'autre moyen d'empêcher la corde de s'emmêler lorsqu'on la jette d'un étage élevé.

La corde de secours lui paraît d'une utilité douteuse ; ne servît-elle, cependant, qu'à sauver une victime comme nous l'avons indiqué page 47, nous la croirions encore utile ; mais qu'on lui substitue, si l'on veut, un porte-amarre, nous y consentons, quoique nous croyions que le porte-amarre ne puisse être bien placé qu'aux mains d'un corps spécial, comme celui de MM. les sapeurs-pompiers.

Nous persistons, d'ailleurs, à croire que la balle de caoutchouc serait utile à nos sapeurs, et que notre poulie à double effet, arrivée à l'étage menacé, serait avantageuse entre leurs mains. Le poids de cet instrument peut, en effet, être réduit à 2 kilog., et voici comment nous indiquerions la manœuvre : un pompier, parvenu dans l'intérieur de l'habitation, jetterait sa corde de commande à un camarade qui y attacherait un appareil composé de l'attache 36, de la poulie et de la corde. Une traction ordinaire suffirait pour faire arriver le tout à destination. L'appareil posé, le second pompier monterait rapidement auprès du premier et l'aiderait à opérer le sauvetage. En cas d'urgence, nos expériences l'ont suffisamment prouvé, les deux pompiers pourraient descendre en même temps que la personne sans que l'appareil faiblît ; si rien ne pressait, les descentes pourraient se multiplier, chacune de trois personnes, et MM. les pompiers, si attentifs à noter les inconvénients des appareils qu'ils emploient, ne tarderaient pas à reconnaître que, grâce à la poulie, leur corde subirait un moindre déchet.

On ne s'étonnera pas, je l'espère, de nous voir si préoccupé de l'opinion de MM. les sapeurs-pompiers; ils ont le droit de juger les travaux de la nature des nôtres, et nous croyons leur témoigner toute notre estime en discutant leurs appréciations. Nous avons déjà gagné pour notre œuvre à nous être trouvé en rapport direct avec eux, nous osons espérer que, nous tenant compte du but que nous poursuivons, ils voudront bien nous soutenir encore de leurs conseils.

RÉGIMENT
DE SAPEURS-POMPIERS
DE PARIS.

RAPPORT

SUR DIVERS PROCÉDÉS DE SAUVETAGE

IMAGINÉS PAR M. CHARRIÈRE.

L'idée première des procédés imaginés par M. Charrière, ancien fabricant d'instruments de chirurgie, a été de donner à une personne quelconque le pouvoir de se sauver lorsque la retraite lui a été coupée par les flammes, et de lui fournir en même temps les moyens de se faire secourir, soit par une personne de l'intérieur de l'habitation, soit par une personne du dehors.

En soumettant ses procédés à une commission d'officiers de sapeurs-pompiers, M. Charrière avait donc eu un but principal, qui était de faire apprécier les qualités de ses divers procédés et les avantages que la population pourrait en retirer; et un but secondaire, qui était de faire examiner si quelques-uns des appareils imaginés par lui ne pourraient utilement faire partie du matériel des sapeurs-pompiers.

Nous nous occuperons d'abord du premier point de vue envisagé par M. Charrière.

La description des divers appareils proposés a été faite par M. Charrière dans une notice assez claire et assez détaillée pour nous dispenser de la reproduire ici; nous dirons en deux mots qu'ils ont pour objet principal de se créer un point fixe et solide auquel on fixera une poulie et un cordage d'une longueur suffisante.

M. Charrière a résolu le problème, qui consistait à obtenir un point fixe, de plusieurs manières différentes :

Au moyen d'un torchon ou d'une serviette d'un tissu très-résistant et d'une corde double de la hauteur de l'étage. (Voir la Notice, pages 14, 15 et 16.)

La Commission ayant pensé que le frottement de la corde sur le tissu du torchon ou de la serviette détruirait promptement ce tissu et compromettrait ainsi la solidité du système, M. Charrière eut alors l'idée de fixer une poulie dans l'œillet de la serviette et d'éviter ainsi le frottement de la corde sur le tissu. La Commission ne croit pas que malgré cette amélioration ce procédé puisse être recommandé, parce qu'on ne sera jamais assez sûr de la force de résistance du linge employé.

L'inventeur substitue à ces ressources du premier instant un procédé décrit dans sa Notice, page 17 (modèle n° 1), qui, au premier abord, semble présenter plus de garantie que celui qui précède, mais qui comporte, pour être employé avec sécurité, la solidité du montant de la fenêtre contre lequel est posé le crampon fixe. Or il n'est que trop certain que dans les vieilles maisons, et c'est là surtout qu'on est appelé à faire des sauvetages, ce montant, en bois vieux et vermoulu, ne résistera pas au poids de l'homme, et qu'il y aura arrachement. En conséquence, la Commission émet l'avis que ce procédé doit être rejeté d'une façon absolue.

Les modèles 2, 7, 9, 10 et 11 reposent sur une même idée, qui consiste à utiliser les deux montants de la croisée et à les relier entre eux, soit par une barre de fer, soit par une chaîne, soit par un madrier, et à fixer le point d'appui au centre de cette ligne de jonction. Dans ce cas, la Commission n'hésite pas à reconnaître que la solidité est suffisante et que ces divers appareils peuvent être manœuvrés avec confiance ; mais leur mise en place peut être assez longue et assez difficile, en raison du poids un peu élevé de chacun d'eux. Aussi elle n'hésite pas à donner toute sa préférence au dernier appareil imaginé par M. Charrière, appareil qui n'est pas décrit dans la Notice publiée par l'inventeur, et dont nous donnons, d'après M. Charrière lui-même, la description abrégée. (Voir fig. 36 et 37.)

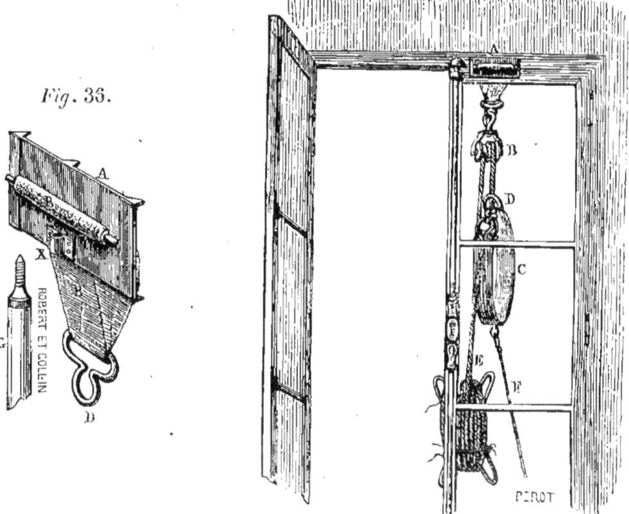

Fig. 37.

Fig. 36.

1° Une plaque d'acier trempé à ressort, ayant une longueur d'environ 20 centimètres sur une largeur de 8 centimètres et une épaisseur de 4 millimètres; cette plaque est munie sur ses bords de six pointes destinées à s'engrener dans le bois du bâti et dans le bois de la partie supérieure du battant de croisée portant l'espagnolette ou la crémone.

2° Une mortaise est pratiquée dans le milieu de la plaque, et l'on y passe, côte à côte, deux sangles de la nature de celles que l'on trouve chez tous les cordiers, et qui sont faites avec de la ficelle; elles sont enroulées sur une tringle de fer plus longue que la mortaise et cousues avec des pointes de cordonnier, ainsi que leur assemblage. La tringle sert de point d'arrêt sur la plaque et lui permet de faire le mouvement de bascule.

3° La sangle double dont nous venons de parler est repliée

sur elle-même à son extrémité et présente une anse dans laquelle est passé, au préalable, un anneau de fer destiné à recevoir la poulie ; la pointe terminale de la sangle est cousue en arrière en points de cordonnier.

4° Si la croisée est élevée, un écrou peut être soudé à la plaque dans sa partie interne et permettra de placer l'appareil sur le battant de la croisée à l'aide de la hampe ; de cette façon, on pourra toujours munir l'appareil des diverses pièces que nous avons indiquées comme nécessaires au sauvetage (poulies, corde, ceinture, etc.)

Tout étant ainsi disposé, on ferme le battant de croisée, qui se trouve consolidé tout à la fois par l'espagnolette et par la plaque qui mord sur le bâti supérieur ; la traction opérée par ceux qui manœuvrent a encore pour résultat de resserrer le battant et le bâti, et consolide ainsi de plus en plus la croisée elle-même chargée de porter l'appareil.

Ce dernier appareil a été expérimenté par la Commission, qui a reconnu qu'il était de nature à inspirer toute confiance, que sa simplicité, sa légèreté, la facilité de sa manœuvre étaient telles qu'elles lui paraissent constituer un progrès très-réel et très-important dans la science des sauvetages.

M. Charrière a résolu de la manière la plus ingénieuse, la plus simple et la plus sûre, le problème tant de fois cherché de trouver de suite un point suffisamment solide dans l'intérieur de la pièce où doit se faire le sauvetage. Aussi la Commission, à l'unanimité, croit qu'il serait très-avantageux, dans l'intérêt de la sécurité publique, que cet appareil fût en quantité suffisante déposé dans les hôpitaux, dans les lycées, institutions, etc., et en un mot partout où les sauvetages pourraient, en raison du grand nombre de personnes à sauver, présenter de sérieuses difficultés, et que le corps des sapeurs-pompiers aura dans cet appareil une ressource précieuse toutes les fois qu'il le trouvera dans une habitation où doivent se faire les sauvetages.

Nous n'avons parlé ni de la poulie employée par M. Charrière, ni de la hampe en bois destinée à mettre en place l'appareil lorsque la hauteur des fenêtres ne permettra pas de le faire avec les mains, parce que la poulie n'est pas l'œuvre propre de M. Charrière et qu'elle nous paraît devoir subir certaines modifications, et que les autres accessoires sont d'une importance très-secondaire à côté de l'idée première que seule nous avons voulu mettre en relief, parce que seule cette idée avait un caractère de nouveauté, d'utilité et d'importance qu'il ne convenait pas de confondre dans des détails peu intéressants.

M. Charrière a pris soin d'établir que ses appareils avaient surtout été conçus en vue de leur utilisation directe par les incendiés et de l'application du précepte : « Aide-toi, le ciel t'aidera. » Mais nous avons dit que nous examinerions les appareils Charrière au point de vue aussi de leur application comme moyens de secours apportés de l'extérieur, et par conséquent comme moyens de secours pouvant faire partie du matériel des sapeurs-pompiers.

En première ligne, nous devons mentionner les moyens indiqués pages 14 et 16 de la brochure : « Se procurer des points d'attache improvisés. » Rien de plus simple que ces moyens : une boucle en linge ou en corde ayant été nouée autour du battant supérieur d'une fenêtre en brisant un carreau, ou retenue par un nœud dans la feuillure du battant que l'on referme, il ne s'agit plus que d'y fixer une poulie ou la corde de descente. Nous rappellerons qu'à ces attaches improvisées M. Charrière a définitivement substitué sa dernière attache en sangle, qui est incontestablement la plus pratique et la plus solide de son système ; aussi la Commission pense-t-elle que ces procédés, notamment ce dernier, devraient être retenus, et qu'ils pourraient figurer dans l'instruction des sapeurs-pompiers.

Nous en dirons autant des nœuds de rallonge, page 32, car là encore il ne s'agit d'introduire aucun appareil nouveau, mais seulement de mettre à profit les indications pratiques de M. Charrière.

Pages 31 et 33, M. Charrière recommande l'emploi de planchettes pour enrouler les cordages et pour éviter qu'ils ne se mêlent en se déroulant. Si ces planchettes pouvaient être applicables dans le matériel, ce ne serait que pour les cordages de faibles dimensions, tels que les commandes.

Page 48, M. Charrière parle d'employer ce qu'il appelle une corde de secours pour établir une première communication entre le sol et les incendiés cernés aux étages supérieurs. Ce procédé consiste à lancer à la main, depuis le bas, une balle à laquelle est attachée une ficelle qui, reçue par les incendiés, leur servira à monter jusqu'à eux une corde solide. Ce moyen n'est pas nouveau, c'est une application primitive du porte-amarre, application offrant peu de garanties de succès lorsqu'il s'agira d'atteindre un étage élevé, ou lorsque dans l'obscurité on perdra facilement la direction de la balle.

Il ne nous reste plus qu'à examiner l'utilité de l'adoption d'une poulie, nécessaire pour compléter le système Charrière. Celle que présente M. Charrière est-elle la meilleure? La Commission fait toute espèce de réserves à ce sujet, car elle pense que d'autres poulies pourraient être substituées avec avantage à celle proposée par M. Charrière. Ce qui jusqu'à présent a fait rejeter le principe des poulies, c'était la difficulté d'installer leur point d'attache. Ce problème du point d'attache paraissant aujourd'hui résolu d'une manière simple par le procédé Charrière, la Commission pense, en résumé, qu'il y aurait utilité à demander à M. le Préfet de police l'autorisation de mettre en expérience dans quelques-unes des Compagnies du Corps le dernier système proposé par M. Charrière.

Les membres de la Commission,

GANZIN, chef de bataillon; SAINT-CLAIR, capitaine-ingénieur; LANGLOIS, capitaine; COSTARD, capitaine; ÉMY, sous-lieutenant.

Le lieutenant-colonel rapporteur,
J. L. DE DIONNE.

Le rapport qu'on vient de lire nous donne raison sur tant de points, les perfectionnements accomplis sous l'action des doutes de MM. les membres de la Commission sont si importants, que beaucoup se seraient soumis avec reconnaissance au jugement de cette Commission; cependant nous fîmes entendre une réclamation. La Commission ne parlait pas ou parlait sans y insister de la poulie à double effet, que nous regardions comme une invention et comme importante pour le sauvetage.

Invention? oui, car nos recherches au musée si riche de notre grand établissement des Arts et Métiers ne nous avaient fait trouver rien de semblable; et les fabricants spéciaux, que nous avions consultés, avaient reconnu la *nouveauté* de notre type.

Importante? oui encore, car si la poulie dormante permet la descente, elle n'offre que des difficultés pour l'ascension. La poulie folle peut servir, dira-t-on, mais alors il faudrait avoir deux poulies sous la main et alterner dans l'emploi de l'une et de l'autre; oserait-on la proposer pour des circonstances semblables à celles dont il s'agit ici? D'autre part, la poulie folle aurait l'inconvénient de forcer celui qui la manœuvrerait à une tension toujours énergique et continue des bras, car la moindre faiblesse aurait pour résultat immédiat d'amener la descente et par conséquent la perte du travail déjà accompli. La poulie folle ordinaire n'est donc pas acceptable; la poulie folle, telle que nous l'avions constituée, obviant à l'inconvénient que nous venons de signaler, nous paraissait seule bonne; nous crûmes avoir le *droit,* puisque nous croyons qu'il y a invention, et le *devoir,* puisque nous croyons à l'utilité pratique, de réclamer auprès de la Commission. M. le rapporteur a bien voulu nous écrire la lettre suivante, qui nous laisse espérer une série d'expériences et de recherches nouvelles.

Paris, le 30 juin 1869.

MONSIEUR,

Lorsque la Commission des officiers de sapeurs-pompiers chargée par M. le Préfet de police d'examiner vos divers procédés de sauvetage dans les incendies, a dû émettre son avis sur les procédés, elle ne s'est appesantie que sur votre manière d'obtenir un point fixe, manière dont la simplicité et l'originalité lui ont paru primer toutes les autres idées exprimées dans votre brochure.

Elle n'a donc apporté qu'une attention secondaire à votre poulie ; et, au premier abord, elle n'a pas vu dans cette poulie une modification, à celles connues jusqu'à présent, assez sérieuse pour qu'il en fût fait mention.

Vous me faites remarquer, Monsieur, que cette poulie est, au contraire, une partie essentielle de votre invention, et qu'elle est bien votre œuvre. Je regrette d'avoir été aussi affirmatif dans le rapport que nous avons eu l'honneur d'adresser à M. le Préfet de police.

De nouvelles expériences seront faites sur le système proposé par vous ; nous examinerons de nouveau la poulie ; nous la comparerons à celles que nous croyons similaires à la vôtre, et un deuxième rapport vous rendra sur ce point pleine et entière justice.

Veuillez agréer, Monsieur, mes sentiments de sincère estime.

Le lieutenant-colonel rapporteur,

Signé : J. L. DE DIONNE.

Nous nous ferons un devoir de faire connaître au public le résultat de ces épreuves ; elles ne sont pas moins importantes pour lui que pour nous.

La Société d'encouragement pour l'industrie nationale, à laquelle nous avions aussi soumis nos appareils, a bien voulu en confier l'étude à son comité des arts économiques, qui a assisté à une série d'expériences faites à la caserne des sapeurs-pompiers de la rue du Vieux-Colombier. Ces expériences nous ont donné lieu de mettre en pratique pour la descente de trois personnes une idée de M. le commandant Ganzin : trois de nos coopérateurs, munis chacun d'une ceinture, s'attachèrent à la corde de sauvetage et descendirent avec la plus grande facilité. Le point d'attache était la barre en acier portant sur les deux battants de croisée, que nous avons substituée à la barre en fer et dont la pose avec la hampe n'a pas pris plus d'une minute. Le rapport que nous joignons ici conclut à l'adoption de nos appareils pour les établissements publics, mais il exprime cette pensée *que l'habitant des villes, peu soucieux d'un danger dont les chances sont très-faibles, ne munira probablement pas de ces appareils un appartement toujours restreint.*

Nous nous permettrons de noter que c'est justement contre l'insouciance des habitants que nous invoquons l'action des corps respectés auxquels nous nous sommes adressé, et que, d'autre part, une corde, une attache, une ceinture, sont peu encombrantes, grâce surtout à la précaution que nous recommandons de tenir la corde toujours enroulée, la ceinture toujours assemblée. La moindre place suffira pour ces moyens précieux de salut.

Rapport fait par M. Henri Peligot, au nom du Comité des Arts économiques, sur les moyens proposés par M. Charrière pour faciliter le sauvetage des incendiés.

Messieurs,

Vous avez renvoyé à l'examen de votre Comité des Arts économiques les moyens proposés par M. Charrière pour opérer le sauvetage des incendiés.

Ces moyens ont été indiqués par l'auteur dans une brochure qu'il a récemment publiée; de nombreuses figures jointes au texte font comprendre les divers procédés imaginés ou préconisés par M. Charrière et nous dispensent de les décrire nous-même. Nous nous bornerons donc à spécifier le but que l'auteur s'est proposé d'atteindre et à rechercher dans quelle mesure il a obtenu les résultats désirés.

M. Charrière voudrait introduire dans les maisons d'habitation des appareils simples et peu dispendieux qui permissent, en cas d'incendie, à ceux qui les habitent d'opérer eux-mêmes leur sauvetage, sans aucun secours extérieur.

Il arrive, en effet, trop fréquemment que, lorsqu'un incendie se déclare dans une maison, l'escalier se trouve envahi par les flammes et ne peut donner passage aux habitants. Le sauvetage doit alors forcément s'opérer par les fenêtres, et c'est le plus souvent en nouant des draps bout à bout et en les attachant aux barres d'appui des fenêtres, qu'on parvient à se sauver. Mais ce moyen exige un temps assez long et n'offre qu'une sécurité relative. M. Charrière voudrait introduire dans chaque appartement une corde d'une longueur double de la hauteur de l'étage auquel il est situé, et un moyen d'attache de cette corde.

C'est principalement sur les divers moyens d'attache qu'il appelle l'attention ; nous les indiquerons succinctement :

1° Un torchon ou une serviette : les deux extrémités sont nouées ensemble. Le torchon est pressé entre le battant et le dormant de la croisée. Le nœud sert à l'arrêter fortement. La corde est passée dans la boucle et fait deux tours.

2° Une plaque d'acier trempé à ressort, munie de six pointes destinées à la maintenir contre le bois du bâti et du battant de la croisée ; une double sangle traverse cette plaque, à laquelle elle est fixée par une tringle en fer. Les deux bouts de la sangle se réunissent sur un anneau en fer auquel ils sont solidement fixés. Cet anneau reçoit la poulie sur laquelle on enroule la corde de sauvetage.

3° Une barre de fer ou d'acier, un madrier garni de pitons de retenue, une chaîne en fer terminée par deux crochets : tous ces appareils fonctionnent de la même manière.

On place la barre sur les deux battants de la croisée ouverte. Elle porte, en un point quelconque, un œil destiné à recevoir le crochet de la poulie. Si l'on emploie un madrier, il est muni d'un anneau. Si l'on se sert d'une chaîne, on passe le crochet de la poulie dans un des anneaux.

4° Une corde nouée par ses deux extrémités. Le fonctionnement est le même que celui que nous avons indiqué d'abord (torchon ou serviette), à cette différence près qu'on peut aussi attacher directement la corde à la partie supérieure du battant, en cassant le carreau du haut de la croisée.

Un certain nombre d'autres modes d'attache ont été décrits par M. Charrière; nous n'avons voulu indiquer ici que les principaux, renvoyant, pour les autres, à la brochure qu'il a publiée.

M. Charrière appelle aussi l'attention sur le mode d'enroulement de la corde, sur le moyen de la faire parvenir aux habitants d'une maison incendiée, enfin sur la poulie dont il se sert pour faciliter le sauvetage.

La corde est enroulée sur une planchette de bois ou sur une tringle en fer, de façon qu'elle puisse se dérouler sans difficulté et sans s'emmêler.

La poulie est munie d'une roue dentée, calée sur l'axe, lequel fait lui-même corps avec la poulie. Un rochet muni d'un ressort arrête le mouvement de la poulie dans le sens de la descente, de sorte que la poulie est dormante pour la descente et mobile ou folle pour la montée, ce qui facilite les secours venant de l'extérieur.

Pour faire parvenir du dehors la corde de sauvetage aux incendiés, M. Charrière emploie une corde de secours qu'il attache à la corde de sauvetage. Cette corde de secours porte à l'une de ses extrémités une balle en caoutchouc qui permet de la faire parvenir facilement à l'étage incendié.

La brochure de M. Charrière donne sur tous ces appareils et sur leur emploi les détails les plus complets. Nous ne pousserons donc pas plus loin cette description.

Votre comité a assisté, à la caserne des sapeurs-pompiers de la rue du Vieux-Colombier, à l'expérimentation des moyens de sauvetage dont il vient d'être question. Toutes les manœuvres ont été faites avec facilité et rapidité.

Ainsi que nous l'avons dit en commençant ce rapport, le but que M. Charrière s'est proposé d'atteindre est principalement l'introduction dans les appartements d'appareils simples et peu embarrassants, pouvant, en cas de danger, servir au sauvetage des habitants. Il considérerait comme particulièrement intéressant que ces engins fussent adoptés dans les établissements renfermant un grand nombre de personnes et présentant dans un sinistre un danger spécial, dans les lycées, les hôpitaux ou les manufactures, par exemple.

Les moyens indiqués par M. Charrière sont simples et peu coûteux; leur efficacité ne saurait être douteuse, et nous ne pouvons que nous associer au désir qu'il exprime. Votre Comité reconnaît, néanmoins, que les habitants des villes, peu soucieux d'un danger dont les chances, pour chacun d'eux, sont très-faibles, ne muniront probablement pas de ces appareils leurs appartements toujours restreints; mais, dans certains cas, l'usage de ces procédés peut rendre des services réels; ils peuvent avoir des applications utiles, et l'étude détaillée à laquelle M. Charrière s'est livré est digne d'intérêt.

Votre Comité a donc l'honneur de vous proposer,

Messieurs,

1° De remercier M. Charrière de son intéressante communication;

2° D'insérer le présent rapport au Bulletin;

3° D'ordonner que copie de ce rapport soit adressée à M. le ministre de l'intérieur et à M. le ministre de l'instruction publique.

Ces conclusions, mises aux voix par M. le président, sont approuvées par le Conseil.

Pour copie conforme :

L'agent général de la Société d'encouragement
pour l'industrie nationale,

CASTAGNOL.

Dans le rapport qu'on vient de lire, comme dans celui de la Commission nommée par M. le Préfet de police, un vœu est exprimé, c'est que nos appareils soient placés dans tous les établissements où l'agglomération des habitants rend le danger plus grand, hôpitaux, casernes, manufactures, lycées, institutions, etc. : ne serait-il pas sage, prudent, de rendre l'emploi de ces appareils familier à nos enfants dans leurs gymnases, à nos soldats dans leurs casernes? Ne serait-ce pas là une mesure d'ordre public bien entendue et qui, dans un temps très-court, ôterait, nous le croyons, aux incendies leur stupéfiante action et leurs conséquences doublement désastreuses? Notre but est si clair, notre situation si évidemment désintéressée, que nous espérons que nos vœux trouveront de l'écho. Déjà nous avons lieu d'espérer que M. le ministre de l'instruction publique portera son attention sur la possibilité d'admettre la manœuvre de nos appareils au nombre des exercices gymnastiques des lycées; nous ne doutons pas que le ministre de la guerre ne trouve utile aussi d'initier nos jeunes soldats à une manœuvre profitable non-seulement au développement de leurs forces et de leur agilité, mais encore au salut des populations, habituées à leur demander aide en cas de sinistre.

Nous ne pouvons terminer cette nouvelle note sans dire ce que les épreuves faites avec MM. les sapeurs-pompiers nous ont encore appris; c'est que toutes les parties des appareils doivent être de confection garantie. Les poulies exigent des soins de fabrication minutieux, soins dont nous avons indiqué plus haut toute l'importance. Les ceintures de gymnastique elles-mêmes se rencontrent rarement, dans le commerce, d'une solidité suffisante : les ceintures de sauvetage des sapeurs-pompiers sont, au contraire, excellentes, mais d'un prix élevé qui nous a amené à en fabriquer en sangles. Nous croyons donc devoir remercier publiquement MM. Robert et Collin d'avoir bien voulu consentir, sur notre demande, à confectionner, *ou à faire confectionner* sous leur responsabilité, les appareils dont nous recommandons ici l'usage à toutes les personnes qui seront assez soucieuses de leur vie et de celle de leurs parents et amis pour se munir des moyens de salut proposés.

6.

D'autres industriels, dignes de la confiance publique, imiteront, nous en sommes sûr, le bon vouloir de MM. Robert et Colin, comme celui de MM. Simonot frères à Chaumont, et ne trouveront pas indigne d'eux de se livrer à la confection de nos modestes appareils; on nous pardonnera de conseiller au public un choix sévère dans l'acquisition de pièces auxquelles il confiera son salut et celui des siens. L'expérience que nous avons acquise dans nos relations avec MM. les sapeurs-pompiers nous permet de dire qu'il y aurait danger grave à se servir de pièces d'une confection ordinaire.

NOTE

SUR LE SAUVETAGE DES INCENDIÉS

lue à l'Académie des Sciences le lundi 30 août 1869

Par M. CHARRIÈRE.

MESSIEURS,

De tous les fléaux qui frappent l'humanité, l'un des plus redoutables, sans contredit, est l'incendie; il porte la mort partout où il passe, et, plus fatal que la maladie, il ruine, du même coup, les tristes héritiers de ses victimes. Vainement chaque ville, chaque commune a créé, pour lutter contre lui, une milice spéciale composée d'hommes d'élite; il déjoue toutes les précautions, il triomphe de tous les efforts, et nos journaux relatent chaque jour de nouveaux désastres.

Préoccupé depuis longtemps de cette situation, j'ai cherché, j'ai trouvé, peut-être, le moyen de préserver la vie dans le plus grand nombre des cas, et c'est cette espérance, Messieurs, qui m'encourage à soumettre à l'appréciation de juges éclairés le résultat de mes recherches.

Un fait m'avait frappé : dans presque tous les incendies, le courage des pompiers, appelés, d'ailleurs, toujours tardivement, vient se heurter contre un ennemi déjà vainqueur; des étages entiers sont envahis, et l'intérêt général commande tout d'abord des mesures préservatrices pour les demeures environnantes. Cependant les habitants invoquent du secours ; leur appel n'est pas méconnu, mais la flamme ferme trop souvent le passage : hier encore, ce n'est qu'en sacrifiant sa vie qu'un héroïque pompier parvenait à descendre de la pièce où, tremblants, ils attendaient le secours, trois pauvres enfants à moitié calcinés : dévouement, hélas ! inutile, car les sauvés expiraient bientôt à côté de leur sauveur.

Quelques habitants, cependant, parviennent à échapper au fléau, et c'est presque toujours à des moyens d'une extrême simplicité qu'ils doivent leur salut : des draps, des cordes servent à leur sauvetage. Ces moyens, que le danger fait toujours trouver à ceux qui ne s'abandonnent pas eux-mêmes, sont de précieuses indications ; on les a négligées : moi, je les ai recueillies, je les ai suivies, et, grâce à elles, je crois apporter aujourd'hui le seul complément que puisse réclamer, peut-être, l'armement si ingénieux de nos sapeurs-pompiers.

Permettez-moi, Messieurs, d'esquisser rapidement l'ensemble des moyens que je crois pouvoir proposer, et dont les détails sont exposés dans l'opuscule que j'ai eu l'honneur de vous adresser.

Une corde, une serviette, peuvent embrasser le battant d'une croisée, et, nouées solidement, pendre au dehors sous forme d'*anse*. Dans cette anse, une corde de sauvetage peut être passée et servir de moyen de salut à la personne menacée. La manœuvre à opérer est connue de tous, c'est celle que l'on exécute pour la descente d'un seau dans un puits.

Ce moyen, vous le voyez, Messieurs, est simple, et diffère peu de celui auquel ont recours d'inspiration tous ceux qui cherchent leur salut dans un effort personnel. Il m'a suggéré, tout d'abord, l'idée de l'emploi de la poulie ordinaire, pour laquelle j'ai cherché et trouvé des points d'attache applicables à tous les logements.

Expérimentant toujours par moi-même ce que la réflexion

m'indiquait, j'ai été amené à faire subir à la poulie une modification importante que j'ai cru devoir soumettre l'année dernière à votre haute appréciation. Grâce à cette modification, la poulie offre la plus grande facilité, soit pour la descente, soit pour la remonte.

Empruntant aux sapeurs-pompiers leur nœud de chaise, leur ceinture, je n'ai pas tardé à perfectionner celle-ci, et, grâce à un taquet en métal, j'ai mis celui qui descend ou qui monte à même de s'arrêter à volonté, soit pour venir en aide à des personnes placées à différents étages, soit pour attendre la cessation de certains incidents pouvant compromettre le sauvetage.

Voulant préserver de l'atteinte du feu ceux qui manœuvreraient pour se sauver à l'aide de mes appareils, j'ai été amené à fabriquer des bras de potence en fer, qui, écartant la poulie de la maison, atténuent, autant que possible, le danger que font courir les flammes se projetant par les fenêtres. D'autre part, un sac particulier, pouvant contenir et abriter deux personnes, garantit absolument ceux qui l'emploient, car une préparation spéciale le rend ininflammable, ainsi que la corde de sauvetage.

A ces éléments principaux, que je ne fais qu'indiquer, viennent se joindre des compléments qui en facilitent et en assurent l'emploi.

Enfin, sachant avec quelle lenteur sont adoptées les choses même les plus utiles, j'ai voulu mettre les personnes qui seraient munies de nos appareils à même de venir au secours de celles qui, en étant dépourvues, se trouveraient en péril par suite d'un incendie : une corde, munie d'un moyen de projection, peut être facilement envoyée aux incendiés, et, par suite, un des appareils être hissé jusqu'à eux. Dès lors le sauvetage s'opère sans difficulté, et l'accession de nos sapeurs-pompiers eux-mêmes aux points menacés sera facilitée.

Peut-être allez-vous dire, Messieurs, que ce que je soumets à votre haut jugement est trop simple ; que tout le monde

connaît ces appareils? — Oui, Messieurs, je l'avoue, je n'ai
fait que mettre en œuvre, tout en les perfectionnant, des
instruments connus, et je ne me serais pas permis d'arrêter
votre attention, si je n'avais acquis cette conviction que
ce qui cause le plus souvent la perte des incendiés, c'est la
démoralisation dont ils sont atteints quand le fléau vient les
arracher brusquement au sommeil. Condamnés à attendre
leur salut du dehors, la perplexité qu'ils éprouvent leur ôte
non-seulement la présence d'esprit qui fait trouver des moyens
de sauvetage, mais elle va quelquefois jusqu'à rendre inutile
l'aide qui se présente. En sera-t-il de même lorsqu'une
arme sera placée entre leurs mains, lorsque, l'ayant éprouvée
à l'avance, ils en auront apprécié la simplicité, la solidité, la
sûreté? Je ne le crois pas, et c'est parce que ma conviction
est faite que je voudrais qu'une voix autorisée vînt par sa puis-
sance mettre aux mains de chacun un de ces appareils dont
une expérience personnelle et des épreuves faites sous les
yeux d'une Commission d'officiers de sapeurs-pompiers nommée
par M. le Préfet de police, et, en dernier lieu, devant une
Commission de la Société d'encouragement pour l'Industrie
nationale, me permettent d'affirmer l'efficacité. Refuserez-
vous, Messieurs, l'appui que je sollicite? J'ose croire que non,
et il me semble même que c'est sous l'inspiration de votre
illustre Compagnie que j'ai cherché la solution d'un problème
que tant de malheurs mettent incessamment à l'ordre du jour.
En effet, en l'an VI, l'Institut nomma une commission dont les
membres, pris dans les trois classes, eurent charge de rechercher les moyens les plus propres à sauver les personnes ren-
fermées dans des maisons incendiées. A la suite du rapport de
cette commission, la classe des sciences physiques et mathématiques mit au concours cette même question, communiqua
aux concurrents le résultat de ses propres travaux, et enfin
récompensa, en séance solennelle, trois citoyens qui, sans
avoir donné une solution complète, avaient cependant proposé
des moyens ingénieux.

Plus tard, en 1830, dans sa séance du 26 juillet, l'Académie, adoptant les conclusions du rapport de la commission du Prix des arts insalubres, composée de d'Arcet, Gay-Lussac, Thénard, Chevreul et Sérullas, décernait au chevalier Aldini, de Milan, un prix de huit mille francs pour ses travaux relatifs à l'art de préserver les pompiers de l'action de la flamme dans les incendies.

« On a remarqué, dit le rapport imprimé, que ces travaux » tendent bien au but que s'est proposé M. de Montyon; qu'ils » peuvent contribuer à la conservation des hommes et à dimi- » nuer les pertes dans les cas d'incendie; qu'ils présentent » déjà des résultats utiles et positifs, et qu'en outre ils font » naître de grandes espérances pour l'avenir. »

Ainsi, Messieurs, les préoccupations de vos devanciers justifient mes recherches, et leurs paroles expliquent la hardiesse que j'ai eue lorsque je me suis inscrit pour le prix Montyon. Puissiez-vous ne pas me trouver trop osé et me tenir compte de la pensée philanthropique qui m'a inspiré!

Je serais heureux que l'Académie me mît à même de faire sous les yeux de quelques-uns de ses membres l'épreuve des appareils dont j'ai osé l'entretenir.

Nota. — Dans la note que nous avons eu l'honneur de lire devant l'Académie des sciences, nous n'avons pas jugé convenable de dire que nos appareils de sauvetage étaient nouveaux : il nous avait semblé, en effet, que leur caractère était suffisamment déterminé par le rapport de la Commission de MM. les officiers supérieurs des sapeurs-pompiers, qui déclare (page 74) que nous avons *résolu le problème tant de fois cherché*.....

DEUXIÈME RAPPORT

DE LA COMMISSION DE MM. LES OFFICIERS DES SAPEURS-POMPIERS.

En se reportant au rapport de la Commission nommée par M. le Préfet de police, on a pu voir (page 75) que la paternité de la poulie à double effet nous était déniée ; nous avions cru devoir réclamer, et, le 30 juin (page 77), M. le lieutenant-colonel L. de Dionne nous faisait espérer un nouvel examen, de nouvelles expériences. Cet examen eut lieu, ces nouvelles expériences furent faites, mais sans qu'on crût utile de nous appeler. Un rapport fut adressé à M. le Préfet, et nous le reproduisons ici :

RÉGIMENT
DES
SAPEURS-POMPIERS
—
Appareils de Sauvetage
de M. Charrière.

Paris, le 25 septembre 1869.

MONSIEUR LE PRÉFET,

Dans le rapport que j'ai eu l'honneur de vous adresser le 26 juin dernier sur les procédés de sauvetage imaginés par M. Charrière, demeurant à Paris, rue de l'École-de-Médecine, 6, la Commission exprimait le désir de voir l'un des systèmes de M. Charrière expérimenté dans une des compagnies du Corps ; elle avait également pensé que la poulie, que l'inventeur joignait à son système, n'était pas une œuvre nouvelle. M. Charrière avait réclamé contre cette assertion et demandait qu'une enquête fût faite à ce sujet. Vous m'avez prescrit, Monsieur le Préfet, d'examiner de nouveau les procédés de M. Charrière par votre lettre en date du 11 courant. J'ai l'honneur de vous rendre compte du résultat de ce nouvel examen.

La poulie de M. Charrière est une poulie à gorge ordinaire, revêtue d'une feuille de cuivre rouge pour éviter l'échauffement du bois par le frottement de la corde, et munie d'un cliquet et d'une roue à rochet formant arrêt. Dans la gorge de cette poulie s'enroule une corde, de manière à faire trois tours autour de cette gorge ; enfin, à cette poulie s'adapte un porte-mousqueton, qui permet de l'accrocher au point fixe. La poulie constituée ainsi réunit deux conditions : elle est dormante pour la descente ou folle pour l'ascension. La simplicité de cette poulie, la ressemblance de son mécanisme avec ce qui se passe dans les manœuvres des treuils et des cabestans, avaient fait penser à la Commission qu'elle n'était pas l'œuvre de M. Charrière ; mais, après examen, on a dû reconnaître qu'il y avait dans l'application une idée nouvelle, qui appartenait bien réellement à l'inventeur ; il est donc juste de rectifier le premier rapport fait sur cet objet et d'admettre les droits seuls de M. Charrière.

En expérimentant cette poulie et en se servant du point d'attache imaginé par M. Charrière, auquel la Commission avait accordé la préférence, il a été reconnu que ce système, très-avantageux pour la descente, l'était beaucoup moins pour l'ascension ; que l'effort à vaincre pour monter à une certaine hauteur est tel que peu d'hommes pourraient le vaincre, et que, par conséquent, la poulie n'avait un avantage incontestable que pour la descente d'un fardeau.

Or, en se plaçant exclusivement au point de vue spécial des sapeurs-pompiers, il faut bien admettre que l'important est de pouvoir monter à l'étage où doit se faire le sauvetage ; il faut bien admettre aussi que, dès que cette ascension a eu lieu, le sauvetage a toujours pu se faire sans difficulté par nos procédés habituels ; et si, enfin, nous remarquons qu'il serait presque toujours nécessaire de faire cette ascension au moyen d'échelles pour mettre en place le point d'attache, nous reconnaîtrons que le système proposé par M. Charrière serait un surcroît de matériel presque toujours inutilisé.

Aussi, Monsieur le Préfet, la Commission, tout en maintenant l'opinion favorable émise dans son rapport sur l'invention de

M. Charrière, tout en reconnaissant qu'elle est simple et ingénieuse et qu'elle pourrait être de grande utilité dans les établissements publics; tout en rectifiant l'opinion émise sur la
nouveauté de la poulie, ne croit pas que ce système puisse
utilement faire partie du matériel des sapeurs-pompiers.

Je suis, avec respect,.....

Le lieutenant-colonel commandant le corps par intérim,

Signé : L. DE DIONNE.

Pour copie conforme :

Le chef de la deuxième division,

Signé : BAUBE.

OBSERVATIONS

SUR LE DEUXIÈME RAPPORT DE M. LE LIEUTENANT-COLONEL L. DE DIONNE.

Nous avons tout d'abord à remercier M. le Préfet de police,
qui a bien voulu autoriser une nouvelle étude de nos appareils, et MM. les membres de la Commission, présidée par
M. L. de Dionne, pour les recherches auxquelles ils se sont
livrés et pour l'empressement qu'ils ont mis à revenir sur leur
premier jugement, dès que la lumière s'est faite dans leur
esprit : la poulie à double effet est bien nôtre, ainsi que nous
le prétendions.

Mais, cela reconnu, le rapport déclare que cette poulie,
avantageuse *pour la descente, l'est beaucoup moins pour l'ascension ; que l'effort à vaincre pour monter à une certaine hauteur est tel que peu d'hommes pourraient le vaincre.....* Nous
répondrons à cette affirmation par un fait que chacun sera à
même de vérifier : voulant répandre la connaissance pratique
de nos appareils, nous les avons mis à la disposition de

M. Julien, directeur du gymnase Sully, rue Saint-Antoine, 143; or, là, des élèves de tout âge et des deux sexes font la manœuvre du sauvetage; tantôt ils descendent, comme s'ils fuyaient devant les flammes; tantôt ils montent, comme pour porter secours à des incendiés. Eh bien, dans le second cas comme dans le premier, c'est de la poulie à double effet qu'ils se servent; c'est grâce à elle, et sans rencontrer la difficulté que signale le rapport, qu'ils s'élèvent jusqu'au point indiqué. Ce qui se passe au gymnase Sully, ce que nous-même avons vu faire, même par des dames d'un âge assez avancé, aidées par le premier auxiliaire venu, nous donne lieu de regretter doublement que les expériences relatées dans le rapport du 25 septembre aient été faites en notre absence.

———

MODIFICATIONS

APPORTÉES PAR NOUS A LA SUITE D'UNE EXPÉRIENCE FAITE
DEVANT UNE COMMISSION DE L'INSTITUT
(ACADÉMIE DES SCIENCES).

———

A la suite des expériences faites dans la grande cour du palais de l'Institut, le 14 février 1870, un membre de la Commission des arts insalubres, devant laquelle nous avions été appelé à expérimenter nos appareils de sauvetage, nous fit remarquer que le nœud coulant placé sur la croisée, comme on le voit fig. 35, pourrait, si cette dernière était vermoulue, céder sous le poids du corps pendant la manœuvre du sauvetage. Il prétendit que, malgré la précaution que nous prenions de placer le nœud sur l'équerre en fer de la croisée et près des fiches ou pommelles, la résistance serait insuffisante. — Désirant parer à l'éventualité de malheurs crus possibles, tout en conservant à nos appareils la simplicité qui les caractérise et

le bon marché qui les rend accessibles à toutes les bourses,
nous proposons les modifications suivantes :

Fig. 37 *bis. Fig.* E.　*Fig.* G.

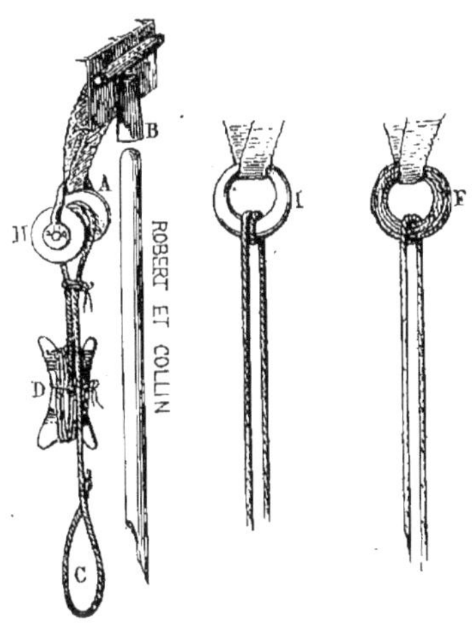

1° Remplacer le nœud de corde par la plaque et une large
sangle, en tout semblable à celle représentée et décrite fig. 36 ;

2° Substituer à l'anneau en fer D de cette même figure une
poulie dormante en bois[1], munie d'une espèce de poignée en
acier A, autour de laquelle on fixe solidement la sangle. Cette
poignée est assemblée à la poulie par une broche rivée et par
trois vis sur chaque face ;

3° En prévision d'une grande élévation de la croisée sur laquelle il y aurait nécessité d'opérer, fixer sur la plaque dont
nous avons parlé une large virole en fer B, destinée à recevoir
le bout d'un manche à balai (ce qui se trouve dans tous les
ménages), qui servira de hampe pour élever à la fois la plaque,
la sangle, la poulie et la corde de sauvetage qui y sont assem-

---

[1] Ici, la poulie n'étant pas destinée à l'usage de MM. les sapeurs-pompiers, non plus qu'aux exercices répétés des gymnases, nous croyons
inutile d'en repousser la gorge d'une lame métallique.

blées d'avance. Grâce à cette hampe, un enfant de dix ans pourrait faire le placement de l'appareil. Comme on le voit, le manche à balai joue ici le rôle de la hampe G (fig. 36); pourvue d'une vis métallique, elle est d'un emploi plus facile et donne cependant toutes les garanties de sécurité dues au système de point d'appui si apprécié par les commissions de MM. les officiers de sapeurs-pompiers (page 74) et de la Société d'encouragement (page 79).

On pourra toujours, comme il est dit dans la description de la fig. 35, se dispenser de la ceinture de sauvetage, en se nouant le corps, sous les aisselles, avec le bout de corde C.

Nous dirons encore que, en vue de l'économie, nous avons fabriqué un enrouloir en bois D, garni de deux bandes de tôle qui le consolident. Cet enrouloir coûte moins que celui en tringle de fer. Notons enfin que les cordes de sauvetage sont d'un prix relatif à leur longueur et à leur qualité : chacun consultera donc ses moyens, sans oublier que son salut dépend de la solidité de cette corde.

Fig. E.

Cet appareil est le même que le précédent, avec cette différence que, pour plus d'économie, la poulie est remplacée par cinq ou six tours de corde de 15 millimètres de diamètre, formant un cercle F, relié très-solidement à la sangle par des points de cordonnier : dans ce cercle est passé un seul tour de la corde de sauvetage, et l'anneau fait poulie dormante.

Fig. G.

Même appareil que le précédent, mais le cercle en corde est remplacé par un anneau en bois I, contenant à l'intérieur un cercle de fer qui en assure la solidité; comme sur la poulie, on passe deux fois la corde de sauvetage.

Nota. Nous devons dire que personnellement nous donnons la préférence à l'appareil avec la poulie (fig. 37).

Nous croyons que les derniers modèles d'appareils que nous venons de décrire répondent complétement aux objections qui nous ont été adressées, et qu'ils rentrent dans le système général que nous avions adopté; nous croyons aussi qu'il y a intérêt public à ce que les professeurs de gymnastique en enseignent les éléments principaux et apprennent à leurs élèves que le point d'appui doit toujours être le battant de croisée; que le point d'attache doit porter non-seulement sur le battant, mais encore sur le cadre de la croisée, que l'on maintient fermée en bas avec l'espagnolette ou la crémone; que le corps doit être tenu attaché à la corde de sauvetage, car la main peut se fatiguer, car un éblouissement peut survenir et occasionner une chute mortelle. Déjà un maître habile, M. Julien, directeur du gymnase Sully, a compris l'utilité et l'importance d'un enseignement de ce genre; mais nous voudrions que son exemple fût imité, car, ainsi que nous le disions dans une lettre adressée à Son Excellence M. le ministre de l'instruction publique, le 6 juillet 1869 : « Familiarisé dès l'enfance avec les
» moyens recommandés, le jeune homme en introduira facile-
» ment les appareils dans la famille; dans tous les cas, et grâce
» à l'expérience qu'il en aura faite, il conservera sa présence
» d'esprit à l'heure du danger, et improvisera des ressources
» qui sauveront lui et les siens. Vous savez, Monsieur le Minis-
» tre, ajoutions-nous, combien l'adoption des mesures les
» meilleures est lente dans notre pays; vous savez aussi que
» de malheurs causent les incendies; venez en aide à une œuvre
» toute philanthropique, et donnez-lui la seule chance qu'elle ait
» de réussir. »

Ce que nous disions alors, nous le répétons aujourd'hui avec plus d'insistance; et la confirmation donnée à nos idées par les hommes les plus compétents, nous donne la hardiesse de faire un appel direct à l'opinion publique.

EXERCICES DE SAUVETAGE EN CAS D'INCÉNDIE

BONS A INTRODUIRE DANS LES GYMNASES.

(*Appareils Charrière.*)

Les exercices doivent être dirigés de façon que ceux qui les auront faits ne soient jamais pris au dépourvu par l'incendie, et puissent tirer parti, comme moyens d'attache, non-seulement des modèles décrits sous les fig. 35, 36, 37 et 37 *bis,* mais encore d'un torchon, d'une serviette, ainsi que nous l'avons tout d'abord indiqué dans notre brochure aux fig. de 1 à 3.

Les gymnases n'ayant pas toujours des fenêtres à leur disposition, il faudra faire établir sur une des murailles, 1° un cadre de croisée s'avançant assez pour qu'un espace planchéié, simulant le parquet d'une chambre, donne à l'élève la place nécessaire pour opérer; 2° une cloison perpendiculaire à l'axe du balcon ou de l'appui de la fenêtre[1], comme la muraille de la maison : cela étant, voici la série d'exercices que nous conseillerions :

1° L'élève s'adaptera une ceinture de gymnastique, faite en sangles, et munie : 1° de deux anneaux, l'un placé sur le devant, l'autre au dos ; 2° d'un taquet (la ceinture doit être placée aussi près que possible des aisselles) ;

2° Grâce à une échelle de cordes, à une corde à nœuds ou à la corde de secours (fig. 34), lancée à une personne montée d'avance, qui tirerait à elle un appareil muni de sa poulie et le fixerait, l'élève montera jusqu'à la croisée, et se placera sur le plancher préparé, ainsi que nous l'avons dit plus haut;

3° Prenant alors un torchon ou une forte serviette, l'élève en nouera les deux bouts solidement (le professeur indiquera un

---

[1] On peut voir l'agencement que M. Julien a fait établir dans son gymnase, 143, rue Saint-Antoine, où les élèves et les personnes de tout âge font journellement l'exercice du sauvetage.

nœud) et jettera la partie nouée par-dessus le battant de croisée muni de l'espagnolette ou de la crémone, de telle sorte
que la partie principale du torchon ou de la serviette pende en
dehors; puis il fermera le battant, en forçant, au besoin,
pour que les crochets de l'espagnolette entrent dans leurs
gâches; on s'assurera alors par une forte traction que le torchon
est solidement arrêté;

4° Prenant ensuite la corde de sauvetage, qui sera toujours
enroulée sur sa planchette, l'élève détache la ficelle qui en
maintient la masse (fig. 24), passe une fois le bout de cette
corde dans l'anse du torchon ou dans la poulie dormante qui
s'accroche à toutes les anses. Le bout de corde est fixé ensuite
solidement à l'anneau placé au devant de la ceinture, c'est-à-
dire sur la poitrine. Nous notons que, pour la facilité des
manœuvres, l'opérateur doit, lorsqu'il passe le bout de la
corde de sauvetage dans l'anse, en laisser pendre environ deux
mètres de longueur;

5° L'élève prendra alors la corde de commande, en attachera le bout à l'anneau de la ceinture qui se trouve placé à
son dos;

6° Puis, jetant la masse de la corde de descente en dehors
de la fenêtre, il se hissera jusqu'au point d'attache, en manœuvrant comme si son corps était un corps étranger; il
franchira ainsi plus facilement la barre formant balcon et opérera dès lors sa descente, la hâtant ou la ralentissant à son
gré. S'il se sentait fatigué, il lui suffirait de tourner la corde de
descente autour du taquet de la ceinture pour obtenir un arrêt
qui lui rendrait la liberté de ses bras;

7° Au moment d'opérer la descente, lorsqu'il aura franchi
le balcon, l'élève devra jeter la corde de commande; celle-ci se
dévidant, permettra à une personne placée en bas de le maintenir à une distance plus ou moins rapprochée de la muraille.

On comprend, d'autre part, qu'une personne placée en bas
pourra, en saisissant la corde de sauvetage, arrêter la descente et éviter tout accident.

7

8° Les manœuvres que nous venons d'indiquer pourront être faites ensuite avec les attaches (fig. 35, 37 et 37 *bis*) avec la barre en acier (fig. 13), avec la poulie simple et la poulie à double effet, avec une ou deux ceintures ou avec le sac de sauvetage ;

9° Deux élèves seront appelés à opérer ensemble ; un nombre de minutes leur sera fixé pour accomplir le sauvetage ;

10° Un élève descendu remontera à l'aide de la poulie à double effet (fig. 10), et au besoin sera aidé par un auxiliaire faisant traction de la corde.

LISTE DES APPAREILS CHARRIÈRE

QU'IL SERAIT UTILE D'AVOIR
POUR FAIRE LES EXERCICES ET MANŒUVRES GYMNASTIQUES
DE SAUVETAGE EN CAS D'INCENDIE

(Application du précepte : *Aide-toi, le ciel t'aidera.*)

Disposition de Croisées et de Parois, s'il n'en existe pas dans l'établissement.

1° Une corde de 5 mètres de longueur et de 15 à 17 millimètres de diamètre, dont on enseigne à l'élève à former une anse-embrasse du battant de croisée (voir fig. 35) ;

2° Une corde de 15 à 17 millimètres de diamètre et d'une longueur double de la hauteur de la fenêtre d'où l'on devra opérer ;

3° Un enrouloir (fig. 21 ou 22) pour la corde de descente.

4° Point d'attache en sangle (fig. 36) ;

5° Hampe (fig. 6) ;

6° Poulie à double effet (fig. 10) avec porte-mousqueton servant de crochet, et la gorge de la poulie garnie d'une feuille de cuivre. (Si on ne devait faire que la descente, la poulie dormante simple (fig. 8) avec porte-mousqueton, la gorge garnie de cuivre, suffirait [1].)

7° Trois ceintures de sauvetage en sangle, garnies du taquet et de grandeurs variées [2] ;

8° Un nœud de chaise indépendant (fig. 27) ;

9° Une barre d'acier point d'appui (fig. 13), ou une planche de bois (fig. 12) ;

10° Une corde de secours, terminée d'un bout par une balle en caoutchouc plein, et de l'autre par son enrouloir en tôle (fig. 34) ;

11° Un point d'attache en sangle, sa plaque et sa poulie dormante (fig. 37 *bis*) ;

12° Corde de commande et son enrouloir (fig. 32) ;

On peut aussi avec le sac en toile (fig. 30) faire le sauvetage non-seulement des objets précieux, mais aussi des enfants et autres personnes, malades, faibles ou sujettes au vertige. Nous rappellerons que nous avons recommandé, lorsqu'on opère son propre sauvetage, de se tourner toujours la face vers le mur.

Nota. — Tous les prix de ces appareils sont indiqués à la page 57, moins les suivants, qui ont été créés depuis la publication de la première partie :

1° Une bande de cuivre repoussée dans la gorge d'une poulie . . . . 10 fr.

2° Bande de cuivre recouvrant la totalité de la poulie à double effet, en sus. . . . . 3 fr.

3° Deux rondelles fixées sur les deux rouleaux AA (fig. 37 *ter*), pour empêcher que les deux tours de corde formés sur la gorge de la poulie puissent se superposer, en plus. . . . . 4 fr.

---

[1] Il est très-important de graisser de temps à autre l'arbre de la poulie pour diminuer l'action destructrice du frottement, très-répété dans un gymnase.

[2] Nous rappelons ici les conseils que nous avons donnés page 83.

7.

4° La plaque de tôle et la sangle terminée par son anneau en fer (fig. 36 et 37). . . . . 10 fr.

5° La plaque de tôle, la sangle et la poulie dormante en bois, sans bande de cuivre (fig. 37 *bis*). . . . . 12 fr.

6° La ceinture de sauvetage en sangles avec trois anneaux et le taquet. . . . . 10 fr.

7° Deux sabots porte-à-plat en tôle, garnis de cuir ou à pointes rabattues pour échelle ordinaire de 2 à 3 millimètres. . . . . 4 fr.

Fig. 37 ter.

EXTRAITS DE DIVERS RAPPORTS

SUR DES APPAREILS DE SAUVETAGE CONTRE L'INCENDIE.

La question qui nous occupe nous paraît tellement importante et si rarement étudiée cependant, que nous croyons devoir annexer à notre travail des extraits de rapports rendant compte de propositions faites à diverses époques pour le sauvetage en cas d'incendie.

Le premier de ces extraits est tiré d'un rapport lu à la Classe des beaux-arts de l'Institut national de France, le 22 floréal an XII, et ayant pour but d'apprécier la valeur d'une machine de l'invention de M. Tréchard, sculpteur médailliste. On verra que M. Tréchard était déjà sur la voie d'inventions qui se sont produites depuis, et qui auraient eu moins de peine à naître si son travail eût été connu.

La seconde partie de nos extraits est tirée du rapport de la Commission militaire sur l'Exposition universelle de 1867 (matériel contre les incendies).

En faisant ainsi connaître les travaux les plus importants de nos devanciers, nous espérons rendre plus facile la tâche de ceux qui, après nous, chercheront des moyens de préservation contre un fléau redoutable.

I. EXTRAIT DU RAPPORT LU A LA CLASSE DES BEAUX-ARTS DE L'INSTITUT NATIONAL DE FRANCE, LE 22 FLORÉAL AN XII, PAR MM. CHALGRIN, DEJOUX, BOSSUT ET LÉVÊQUE, MEMBRES DE LA CLASSE DES BEAUX-ARTS ET DE CELLE DES SCIENCES PHYSIQUES ET MATHÉMATIQUES, CHARGÉS D'ASSISTER A L'EXPÉRIENCE D'UNE MACHINE DE SECOURS CONTRE LES INCENDIES ET POUR SAUVER LES INCENDIÉS, DE L'INVENTION DE M. TRÉCHARD.

(Page 4 : *Description de l'appareil de M. Tréchard.*)

« Une nacelle d'osier, en forme d'une caisse de voiture, ayant du côté de la portière 1 mètre 62 centimètres de largeur sur 1 mètre 79 centimètres de hauteur, et 73 centimètres de passage ; l'autre côté, destiné à s'appliquer à la croisée, étant moins élevé afin de faciliter l'entrée.

» Une échelle de corde, dont les échelons sont en bois, et qui peut s'allonger à volonté. Aux extrémités de chaque échelon est adaptée une rondelle en liége pour donner un écart suffisant, afin de poser à l'aise les pieds et les mains.

» Une poulie montée sur une espèce de chevalet en fer, armée d'un sergent qui sert à la fixer en un instant à toute croisée, quelle qu'en soit la forme ; mais, pour plus grande solidité et dans le cas d'une épaisseur extraordinaire des murs, une barre en frêne avec une chaîne et une vis de rappel, qui, se plaçant en travers de la croisée dans l'intérieur, fixe encore avec plus de sûreté la poulie au moyen de la chaîne.

» Le tout contenu dans un petit chariot à deux roues légères, garni de deux ridelles mobiles, dont l'usage est de se réunir pour former échelle, ainsi qu'il sera démontré plus bas.

» Pour faire usage du moyen que nous venons de décrire, il est cependant nécessaire qu'au préalable on ait placé dans un ou plusieurs endroits de la maison ou de l'édifice, au haut et même sous la corniche, en saillie, un point d'appui, une poulie et un conducteur, dont voici le détail :

» Ce point d'appui n'est autre chose qu'une tige de fer scellée sous l'entablement, saillante d'environ 90 millimètres, et portant à son extrémité une poulie de même dimension que celle des réverbères; à 10 centimètres de distance au-dessous de cette poulie, un piton également scellé dans le mur, destiné à recevoir le crochet placé à la tête de l'échelle de corde.

» C'est un moyen de précaution que l'administration publique ne manquera sûrement pas d'adopter.

» Dans la poulie ci-dessus passe un fil de laiton, dont un des bouts descend le long de l'édifice jusqu'à 4 mètres 87 centimètres de terre, où il se fixe à un crochet enfermé dans une boîte à peu près semblable à celles destinées pour les réverbères; à l'autre bout de ce fil de laiton et à la distance de 32 centimètres de la poulie, pend une boule en fonte du poids de 1 kilogramme, qui doit servir de bascule afin d'enlever la corde qui doit elle-même fixer l'échelle dans son piton; au pied de la maison est scellé un fort piton pour fixer l'échelle de corde.

» Telles sont les pièces qui composent les moyens de secours dont nous allons vous rendre compte.

» Le chariot, qu'un seul homme peut aisément transporter, non-seulement dans les rues les plus étroites, mais même dans toute espèce de passage, arrivé au pied de l'édifice, les deux ridelles sont enlevées, et, jointes ensemble, offrent une échelle au moyen de laquelle on parvient à la hauteur de 4 mètres 87 centimètres, pour ouvrir la boîte, décrocher le fil de laiton, auquel on adapte une corde semblable à celle des réverbères, et, au moyen de la boule en fonte qui gît à 32 centimètres de la poulie d'en haut, cette corde en prend aussitôt la place.

» A l'extrémité de cette corde est fixée l'échelle, qui, par son propre poids seulement, presse assez sur le piton pour que son crochet s'y adapte sans difficulté ni inconvénient; aussitôt, au moyen d'une courroie placée à l'extrémité convenable de l'échelle, suivant son développement, elle est fixée

avec force au piton du bas et offre les moyens de parvenir
de suite aux étages les plus élevés et d'en descendre, à ceux
qui pourraient user de ce moyen.

» Afin de secourir efficacement les femmes, les vieillards,
les enfants et même les malades, le premier pompier qui
parcourt l'échelle emporte avec lui une ligne de corde roulée
en pelote ; aussitôt introduit dans la maison, il jette cette pelote, en en conservant un bout dans ses mains. On attache de
suite la poulie, qui peut se fixer à toutes les croisées ; cette
poulie elle-même est garnie de la corde qui doit enlever la
nacelle, et à l'instant même le service s'en fait de manière
que, quelque effrayé qu'on puisse être, on descend sans risque
et sans voir le vide immense que l'on parcourt. Les effets les
plus précieux peuvent, par ce moyen, être déposés dans la
nacelle et mis à terre sans courir le moindre danger.

» Toutes les manœuvres que nous venons de décrire s'exé-
cutent dans un instant, sans jamais se nuire et sans aucun
inconvénient.

» Vos commissaires se sont fait rendre compte des différentes expériences déjà faites, et, en comparant les résultats
avec ceux dont ils ont été témoins, ils pensent que jusqu'à
ce jour rien d'aussi avantageux n'a été présenté : l'assenti-
ment du corps des pompiers et des personnes éclairées qui
ont suivi les opérations de M. Tréchard, le besoin d'offrir à
la société un moyen de sauver les incendiés de tout âge, de
tout sexe, et d'enlever aux flammes des objets importants ou
utiles, tout concourt à faire regarder M. Tréchard comme un
des bienfaiteurs de l'humanité.

» Nous n'entrerons point ici dans les détails comparatifs de
l'invention de M. Tréchard avec les autres moyens déjà connus. Vos commissaires pensent qu M. Tréchard mérite les
éloges et l'approbation de l'Institut comme aussi les encou-
ragements et les récompenses du Gouvernement.

» Les conclusions du présent rapport ont été adoptées par
les deux Classes ci-dessus mentionnées. »

II. Extraits du rapport de la commission militaire sur l'Exposition universelle de 1867.

(Matériel contre les incendies, par M. Saint-Clair, capitaine ingénieur du régiment des sapeurs-pompiers de Paris.— Revue militaire française, juillet 1869.)

Appareils d'escalade.

« Échelles. — L'échelle de l'ouvrier en bâtiments est incontestablement la plus ancienne machine de sauvetage, la plus simple et la première que l'on songe encore aujourd'hui à employer pour atteindre aux étages d'un édifice incendié, lorsque la circulation par les escaliers n'est plus praticable.

» ..... On peut supposer que, depuis l'organisation militaire de 1811 jusqu'aux dernières années de la Restauration, les seules échelles portatives dont on disposait étaient des *échelles dites à l'italienne...* Ces échelles, abandonnées à Paris depuis l'adoption des *échelles à crochets*, sont encore en usage en Angleterre et en Allemagne, où elles ont subi une légère modification, consistant dans la substitution d'une double ferrure en équerre à la mortaise d'assemblage des montants.... » MM. Merryweather et fils, de Londres, en avaient exposé une en sept parties; la partie haute du premier bout était munie de galets facilitant l'élévation de l'échelle contre la muraille, à mesure qu'on l'allonge par le bas. « On conçoit les oscillations dangereuses qui se manifestent dans une échelle d'un certain développement. On a bien cherché à y remédier en partie avec un système de perches formant arc-boutant; mais, malgré tous les perfectionnements, l'échelle à l'italienne a fait son temps, et la pratique aurait dû rigoureusement la faire condamner depuis le terrible accident survenu en 1865 à Genève, où une échelle de ce système a occasionné la mort de sept pompiers. »

Il y a plus de quarante ans que l'*échelle à crochets* a commencé à faire disparaître l'échelle italienne du matériel de

Paris. « L'échelle à crochets rend chaque jour d'immenses services.... Cependant, on ne saurait prétendre que cette échelle constitue une machine parfaite et infaillible, car, tout en réunissant une très-grande somme de conditions favorables, son service a une limite. En effet, pour qu'elle prenne son point d'appui, il faut que ses crochets trouvent à s'ancrer d'eux-mêmes à l'étage où l'on veut monter ;..... mais, que des croisées viennent à être fermées par des volets ou par tout autre obstacle extérieur, que la saillie excessive d'une corniche ou la pente trop roide d'un toit viennent à empêcher les sabots des crochets de trouver prise, le service de l'échelle devient impossible.....

» Les *échelles à point d'appui inférieur* remplissent la lacune que je viens de signaler. »

Le rapporteur cite ensuite l'*échelle pliante*, qui, dit-il, « semblerait aujourd'hui pouvoir être avantageusement remplacée par une *échelle à coulisse* inventée par le sieur Bomblin. » Enfin, « dans les cas extraordinaires où l'ascension extérieure ne peut pas s'effectuer avec ces moyens, il reste la ressource d'arriver au but en se servant des toits voisins ou de trouées pratiquées soit dans les murs, soit dans les planchers. »

« Pour éviter ces opérations délicates et lentes de percement, on emploie en Allemagne un *palier d'escalade* appelé *steigbock*.... Il serait un complément de nos échelles et aurait le très-grand avantage de ne pas sortir des limites d'un matériel transportable sur le chariot d'une pompe. »

L'Angleterre, où des sociétés privées et distinctes s'occupent, seules et séparément, soit de l'extinction des incendies, soit du sauvetage des personnes, l'Angleterre avait exposé une grande échelle (*fire-escape*) que M. le capitaine Saint-Clair juge très-recommandable, mais qui ne lui paraît ni nécessaire ni applicable à Paris. Fort coûteuse (2,500 fr.) d'ailleurs, et très-lourde (450 kil.), elle ne satisfait pas, d'autre part, comme les appareils si légers et si peu chers de nos sapeurs-pompiers, à la double condition de l'extinction des flammes et du sauvetage des individus. « Une pompe de notre modèle, dit-il, traînée par trois hommes (juste autant qu'il en faut pour conduire et dresser la *fire-escape*), amène avec elle échelle à crochets, cordages, ceintures de sauvetage, en un mot tout ce qu'il faut pour l'escalade, le sauvetage et l'extinction. »

Le rapport rend compte encore de quelques autres appareils ayant pour but soit l'escalade des maisons, soit la descente des incendiés, soit enfin la préservation des sauveteurs eux-mêmes. Mais aucun ne rassure l'auteur, auquel une pratique sérieuse a donné le droit d'être défiant. Il passe ensuite en revue ce qu'il appelle les moyens permanents de sauvetage. « On a souvent proposé, dit-il, de multiplier à l'infini les moyens de sauvetage, en établissant à l'extérieur de chaque maison, quelquefois même à chaque fenêtre, des appareils d'un accès facile. Les uns faisaient régner des balcons continus à tous les étages des bâtiments, avec des échelles de communication entre chaque étage ; d'autres garnissaient toutes les fenêtres de crochets, auxquels seraient venus se fixer des systèmes de poulies ou d'échelles de corde, dont tous les habitants auraient dû se pourvoir. Aucun de ces projets n'a paru praticable. — En fait de moyens de sauvetage permanents, ce qu'il y a incontestablement de plus commode et de plus sûr, c'est l'établissement de plusieurs escaliers indépendants pour desservir les étages d'un même bâtiment. L'attention des constructeurs ne saurait être trop attirée sur ce sujet. Un seul escalier peut faire défaut pour la retraite ; mais il est difficile que la retraite soit coupée partout à la fois, lorsqu'elle a différentes voies. »

Nous nous permettrons de faire remarquer que toutes ces voies viendront forcément aboutir à une même cour, à une même porte cochère ; que presque toujours les bas étages sont envahis et qu'ainsi rarement la multiplicité des voies augmenterait les chances de salut. Nous pensons que la solution que nous avons présentée pour le point d'attache comble la lacune

que M. Saint-Clair constatait, et nous rappelons avec confiance
que les deux rapports de la Commission de MM. les officiers
des sapeurs-pompiers, et dont M. Saint-Clair faisait partie,
concluent au même jugement exprimé si nettement (page 74)
en ces termes : « M. Charrière a résolu de la manière la plus
ingénieuse, la plus simple et la plus sûre, le problème tant de
fois cherché de trouver de suite un point suffisamment solide
dans l'intérieur de la pièce où doit se faire le sauvetage.
Aussi la Commission, à l'unanimité, croit qu'il serait très-
avantageux, dans l'intérêt de la sécurité publique, que cet
appareil fût, en quantité suffisante, déposé dans les hôpitaux,
dans les lycées, institutions, etc. »

La même approbation a été donnée par la Société d'encouragement pour l'Industrie nationale (page 79).

III. RÉSERVOIR A AIR.

Dans son rapport sur l'Exposition universelle de 1867,
M. le capitaine Saint-Clair analyse plusieurs procédés destinés à procurer de l'air respirable aux sauveteurs; nous
croyons inutile d'en parler ici, mais nous regardons comme un
devoir de faire connaître celui que veut bien nous communiquer M. le docteur Sales-Girons, déjà connu par des travaux
sur la pulvérisation de l'eau. Ce savant a imaginé un réservoir
d'air que l'on applique sur les lèvres et avec lequel on peut
respirer au moins dix minutes. Le réservoir ne pèse pas plus
de 150 grammes et contient de dix à douze litres d'air. L'individu qui va au sauvetage ou à l'exploration dans un lieu mé-
phitique peut, au besoin, avoir deux ou trois réservoirs pareils
suspendus à sa ceinture.

L'individu inspire et expire dans le réservoir : or dix litres
d'air pur permettent de respirer aisément près de dix minutes,
et, avec deux réservoirs de rechange ou de provision, on pourrait respirer une demi-heure dans une atmosphère suspecte ou
viciée.

EMPLOI DE NOS APPAREILS

dans le cas où les croisées sont à guillotine.

Une personne s'étant présentée chez moi pour acquérir des appareils de sauvetage, m'avertit qu'elle habitait la Hollande et que dans ce pays les croisées sont à guillotine. Elle me demanda si cette construction permettait l'application facile de mes appareils; ma réponse fut affirmative, et l'expérience que j'ai faite à Paris même, rue des Anglais, n° 9, a confirmé mes prévisions.

Dans le cas de croisées à guillotine, la partie inférieure est tout d'abord élevée jusqu'au niveau de la partie supérieure, qui, on le sait, est immobile par construction : un touret ou tout autre moyen d'arrêt en usage maintient les deux parties appliquées l'une sur l'autre. Dans cette situation, les deux bâtis sont parallèles et les vitres de l'une correspondent exactement aux vitres de l'autre.

Voici comment on opère :

On casse deux des vitres placées à la partie inférieure de chaque bâtis, et, à l'aide de la corde A (fig. 35), on embrasse d'un nœud coulant les deux barres qui constituent la partie inférieure de chaque cadre, en ayant soin de former le nœud vers l'angle des cadres. L'anse C devient alors le moyen d'appui, soit pour une corde de sauvetage, comme on le voit fig. 35, soit pour l'une des poulies, fig. 8 ou 10.

Nous notons que la corde de sauvetage n'a besoin d'être passée qu'une seule fois dans l'anse C, et qu'il sera toujours prudent, comme nous l'avons indiqué ailleurs, de s'assurer par des épreuves répétées de la solidité des bâtis des croisées de la maison que l'on habite et à l'aide desquelles on pourrait être appelé à pourvoir à son salut.

RECHERCHES ET ESSAIS

D'APPAREILS DE SAUVETAGE:

Secours venant du dehors

PAR

MM. CHARRIÈRE, ROBERT, COLLIN
ET LEBLOND.

RECHERCHES

ET ESSAIS D'APPAREILS CONTRE L'INCENDIE,

destinés à faciliter toute espèce de secours extérieur (escalade) [1].

Notre but, on se le rappelle, n'avait été que de mettre les habitants d'une maison à même de se soustraire par eux-mêmes, et sans secours extérieur, à l'atteinte des flammes. La Commission de MM. les officiers des sapeurs-pompiers l'avait reconnu formellement dans son premier rapport (page 73), et elle avait déclaré que nous avions résolu complétement le problème que nous nous étions proposé. Mais, dans une préoccupation bien légitime de sa part, elle a cherché si nos appareils pouvaient être appliqués comme moyens de secours apportés de l'extérieur et, par suite, faire partie du matériel des sapeurs-pompiers. Après des expériences faites sous l'empire de cette idée, elle disait dans son second rapport à M. le Préfet de police : « En se plaçant exclusivement au point de vue des sapeurs-pompiers, il faut bien admettre que l'important est de pouvoir monter à l'étage où doit se faire le sauvetage; que, dès que cette ascension a lieu, le sauvetage a toujours pu se faire sans difficulté par nos procé-dés habituels, et si enfin nous remarquons qu'il serait presque toujours nécessaire de faire cette ascension au moyen d'é-chelles pour mettre en place le point d'attache, nous reconn-naîtrons que le système proposé par M. Charrière serait un surcroît de matériel presque toujours inutilisé. »

Notre corde dite de secours, destinée à établir une com-

---

[1] Ces recherches ont été faites en collaboration avec MM. Robert et Collin, mes successeurs, et M. Leblond, un de leurs contre-maîtres.

munication avec les incendiés et à leur faire parvenir les moyens de sauvetage, avait été rejetée *comme offrant peu de garanties, lorsqu'il s'agirait d'atteindre à un étage élevé, et aussi parce qu'il serait difficile, dans l'obscurité, de suivre la direction de la balle* (page 76) [1].

La préoccupation d'un corps aussi éclairé que celui des sapeurs-pompiers de la ville de Paris devait nous donner à réfléchir, et nous avons cru qu'il était de notre devoir de tenter d'y répondre : c'est le résultat de travaux faits dans cette pensée que nous soumettons à l'appréciation de tous ceux qui, jusqu'à ce jour, ont bien voulu suivre nos efforts. Nous serions heureux que nos nouveaux appareils atteignissent le but pour lequel nous les avons construits : *permettre à tous, même aux femmes, de porter, du dehors, secours aux malheureux surpris par l'incendie ;* mais nous tenons essentiellement à ce qu'on soit assuré que notre prétention, en les faisant connaître, est seulement de fournir des matériaux à ceux que tenterait, après nous, la recherche de moyens de sauvetage ; aussi n'avons-nous fait exécuter qu'en petit les modèles des appareils que nous proposons.

Ces nouveaux appareils ont pour but :

1° D'élever des crochets en acier, de grandeurs et de formes diverses, jusqu'à la hauteur des balcons ou des appuis de fenêtre, et de les y assujettir;

2° D'y faire parvenir, en même temps, une poulie munie de sa corde, soit pour fournir aux incendiés le moyen de des-

---

[1] Nous pourrions répondre : Une balle égarée serait remplacée immédiatement par une autre, car on admettra bien que chaque sapeur-pompier peut avoir la sienne, et, au besoin, peut en avoir plusieurs ; le poids de la balle et de sa corde est trop léger pour qu'on en fasse une question.

Ajoutons qu'appelé, le 14 février 1870, à expérimenter, devant MM. les membres de l'Académie des sciences, les appareils que nous avions déjà soumis au jugement de la Commission de MM. les officiers de sapeurs-pompiers, nous avons lancé la balle et sa corde, sans difficulté, jusqu'à un étage élevé. Que ne feraient pas la force et l'adresse exercées de nos sapeurs-pompiers?

cendre, soit pour permettre aux personnes accourues du dehors de monter jusqu'au point menacé.

Rattachant cette seconde partie de notre travail à la première, nous donnerons à nos nouveaux appareils des numéros d'ordre faisant suite à ceux qui figurent dans la brochure soumise antérieurement à l'appréciation du public.

L'appareil fig. 38 a été expérimenté avec succès au gymnase Sully, rue Saint-Antoine, le 15 octobre 1869, où depuis cette époque M. Julien a fait continuer l'exercice.

Il est formé :

1° D'une carcasse en acier composée :
1° de deux tiges, droites et parallèles dans leur partie inférieure, puis s'infléchissant en dehors vers leur partie supérieure et se rapprochant en même temps l'une de l'autre, de manière à se confondre à leur extrémité, où elles présentent au point A un anneau destiné à recevoir une poulie ;

2° De trois barres perpendiculaires aux deux tiges dont elles maintiennent l'écartement. Du milieu extérieur de deux de ces barres se détachent de courtes tiges formant deux anneaux BB, qui doivent servir de passage à une perche dont nous parlerons tout à l'heure. Sur la plus élevée des deux tiges que nous venons d'indiquer, entre la barre, de laquelle elle se détache, et l'anneau B qu'elle forme, est percé un trou (voir fig. 38 *ter*) suffisant pour livrer passage à une corde de 5 millimètres de diamètre ;

3° De deux tiges courbes, mobiles, s'ajustant sur les deux premières tiges indiquées plus haut, dans deux trous munis d'écrous, qui les y

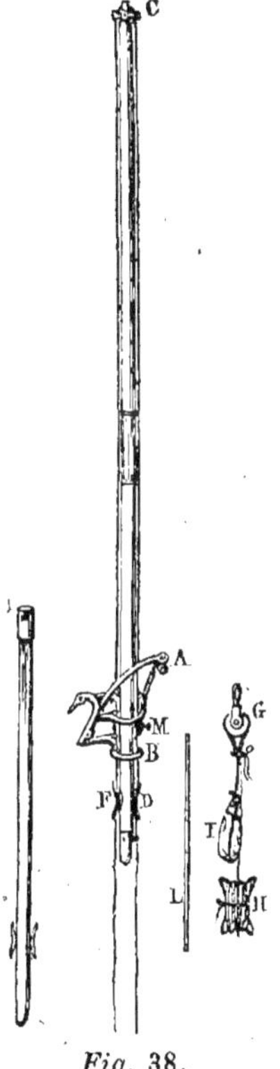

Fig. 38.

8

fixent solidement. Ces tiges s'inclinent dans le sens opposé à celui pris par les deux premières, et forment deux crochets dans le genre de ceux des échelles des sapeurs-pompiers; une barre transversale unit et consolide ces deux tiges;

4° D'une perche ronde, en bois de frêne, ayant de 7 à 10 mètres de longueur, 5 centimètres et demi de diamètre à la base et 4 centimètres et demi au sommet. L'extrémité supérieure de cette perche se termine par un cône C, enveloppé d'une virole de cuivre, dans lequel est pratiquée une mortaise contenant une poulie métallique de 7 centimètres environ de diamètre. Sur cette poulie est placée, et maintenue par trois recouvrements, une corde de 5 millimètres de diamètre, dont une extrémité vient se fixer au taquet D, tandis que l'autre, passée dans le trou E (voir fig. 38 *ter*), au-dessous duquel on forme un nœud, vient s'arrêter à un deuxième taquet F;

5° D'une corde de sauvetage de 15 millimètres environ de diamètre et d'une longueur dépassant le double de celle de la perche. Cette corde est enroulée deux ou trois fois autour de la poulie à double effet G, sa masse l'est sur l'enrouloir H, comme cela a déjà été indiqué dans la première partie de notre travail, et une grosse ficelle l'y maintient. L'un des bouts de la corde, celui qui pend de la poulie, est assemblé à une ceinture de sauvetage I.

Nous ferons remarquer de suite que la perche peut être articulée en deux parties se repliant à volonté l'une sur l'autre, ainsi qu'on le voit fig. 39, ce qui en rend le transport plus facile. Cette perche peut, en outre, être allongée d'un supplément assemblé à baïonnette ou à vis, comme on le voit en J. Dans ce cas, il faut que les taquets soient reportés au bas de l'allonge que nous avons pointillée; des trous sont percés d'avance

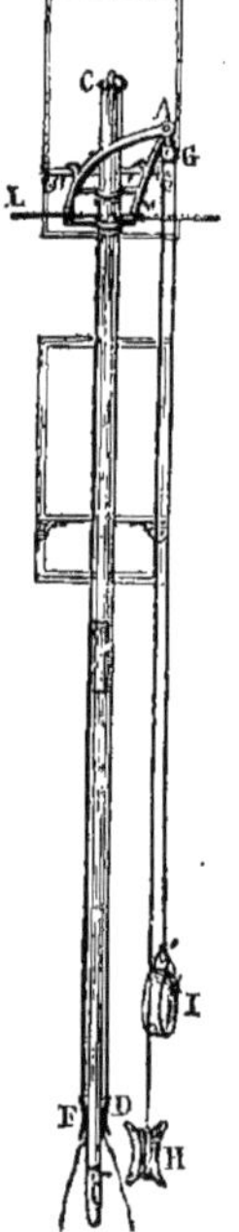

Fig. 38 bis.

dans ce but; on y adapte les deux pitons qui fixent les taquets F D. Cette modification doit précéder tout autre acte.

On comprend que la facilité d'ajouter des rallonges permet d'atteindre à des étages très-élevés.

La manœuvre de sauvetage s'exécute ainsi : 1° on élève la perche comme on le ferait pour une échelle ordinaire, c'est-à-dire qu'une personne en maintient le pied, tandis qu'une autre en dirige le sommet contre le mur, dans la direction de la croisée qui paraît le mieux située pour le sauvetage, et on délie du taquet F la corde qui présente un nœud au-dessous du trou E; 2° la perche étant élevée, tandis que deux personnes la maintiennent dans la direction choisie, une autre détache d'abord la corde du taquet D, et, tirant sur elle, fait, grâce au nœud formé sous le trou E, monter les deux crochets, et, par suite, la poulie. La corde de sauvetage, dont la ficelle de maintien a été détachée, se déroule tout naturellement de l'enrouloir, à mesure que la poulie s'élève (voir fig. 38 *bis*).

Dès que les crochets sont arrivés à une élévation supérieure à celle du point (balcon ou appui de fenêtre) où l'on veut agir (fig. 38 *bis*), on les y accroche, puis on cesse de faire la traction avec la corde D; si, par suite de l'existence d'une saillie faisant obstacle, la perche gênait la manœuvre, on la retirerait, ce qui s'effectuerait par la traction sur la corde F, dont le nœud E est le seul appui [1].

Quand, par une traction énergique sur la corde et sur la poulie, on s'est assuré de la solidité du balcon et de celle de l'attache des crochets, on effectue le sauvetage, qui s'opère comme nous l'avons indiqué déjà plusieurs fois. Le sauveteur, qui s'est entouré de la ceinture I [2], fait l'ascension jusqu'au point où les crochets se trouvent fixés (fig. 38 *bis*).

---

[1] Un ou deux petits crochets, placés au sommet de la perche, pourraient la fixer elle-même au balcon.

[2] A la ceinture on peut, bien entendu, substituer le nœud de chaise (fig. 27) ou tout autre moyen à sa convenance personnelle.

8.

Cette ascension peut être accélérée par l'aide d'une personne qui ferait, grâce à la corde de sauvetage, la manœuvre indiquée pour élever un fardeau jusqu'à un grenier ou pour faire remonter un seau d'un puits.

Si la perche était maintenue, elle pourrait aider le sauveteur dans son ascension en offrant prise à ses jambes.

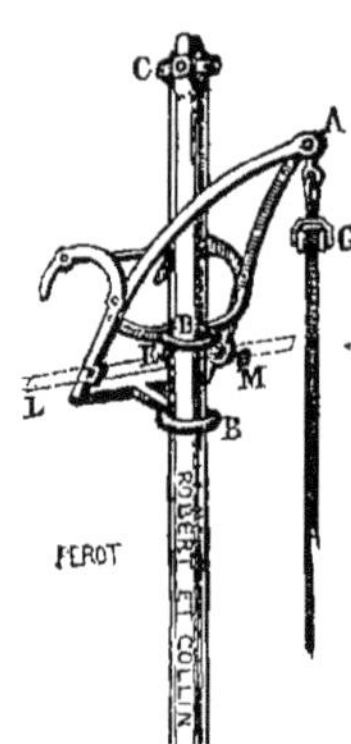

Fig. 38 ter.

La fig. 38 *ter* montre une barre d'acier L que l'on place transversalement dans deux mortaises ménagées à la partie inférieure des deux crochets : on l'y arrête à l'aide de la vis de pression M. Cette barre est destinée à prendre un point d'appui à droite et à gauche de la fenêtre, dans le cas où le balcon ne serait pas garni de traverses de fer à sa partie inférieure.

Cette figure montre, en outre : 1° au sommet C de la perche, deux galets destinés à faciliter le glissement sur le mur, quand on l'élève ; 2° sur le devant des crochets, deux autres galets destinés au même emploi.

L'appareil que nous venons de décrire nous paraît pouvoir être utile surtout dans les villes de province, où les maisons ont rarement plus de deux ou trois étages. Une seule personne peut, en effet, suffire, au besoin, pour le transport et la manœuvre.

Est-il nécessaire de faire ressortir les avantages qui résultent de la facilité de transport des appareils, quels qu'ils soient? Un exemple dira bien haut l'importance qu'il faut y attacher. L'Angleterre a le *fire-escape :* mis en place, il est jugé excellent, mais il est peu mobile, et voici ce qui peut en résulter. Nous lisons dans le *Journal des Débats* du 4 janvier 1870 :

— Samedi soir, jour de la fête de Noël, un incendie a éclaté au deuxième étage d'une maison de Sandwich street, quartier de Borton Crescent, à Londres. Dans l'attique de cette maison logeait la famille d'un agent de police, nommé Beetlestone, dont la femme était accouchée depuis six jours seulement.

Au moment où le feu s'est manifesté, c'est-à-dire vers huit heures et demie, le mari était absent; mais il y avait dans l'appartement, outre la mère et le nouveau-né, deux petites filles âgées l'une de dix ans, l'autre de huit, un petit garçon âgé de trois ans, et une petite fille du voisinage, nommée Rosina Brown, qui était venue pour jouer avec les enfants Beetlestone.

A la première alarme, plusieurs locataires des étages inférieurs s'élancèrent au secours de ces malheureux, mais une fumée épaisse qui remplissait le haut de l'escalier les obligea de rétrograder, et l'on dut recourir aux échelles de sauvetage dites *fire-escapes*, dont il existe des dépôts dans presque tous les quartiers de Londres. Le plus proche était celui de l'hôpital des Enfants trouvés. Mais il fallut un certain temps pour amener l'appareil sur le théâtre de l'incendie.

Dans cet intervalle, l'incendie fit des progrès rapides; les flammes sortaient par les fenêtres et enveloppaient de tous côtés le logement occupé par la famille Beetlestone. Les voisins d'en face étaient témoins d'une scène déchirante. On voyait aux fenêtres la malheureuse mère de famille et ses enfants affolés de terreur, poussant des cris désespérés pour appeler à leur secours.

Enfin l'échelle arriva et fut dressée contre le mur; mais elle ne put tenir contre les flammes. Tout espoir était perdu. Le feu gagna en un clin d'œil la partie supérieure du bâtiment; les cris cessèrent, et lorsque après des efforts inouïs et avec l'aide de cinq pompes, dont deux à vapeur, on fut parvenu à éteindre le brasier, on ne retrouva plus que les restes calcinés des infortunées victimes.

Le père, qui était revenu sur ces entrefaites, fut tellement frappé de l'immensité de son malheur, qu'il en a, dit-on, perdu la raison; on craint même pour sa vie.

(Journaux anglais.)

Cette importance de la mobilité, de la facilité de transport des appareils est parfaitement appréciée par MM. les officiers des sapeurs-pompiers de Paris ; nous en avons eu la preuve à la suite des expériences que nous fîmes de notre perche. Un jeune officier de ce corps, ayant eu communication de nos idées, nous apprit que lui aussi expérimentait un appareil de même genre, mais composé de deux perches au lieu d'une, ce qui permettait de le maintenir plus solidement à une grande élévation.

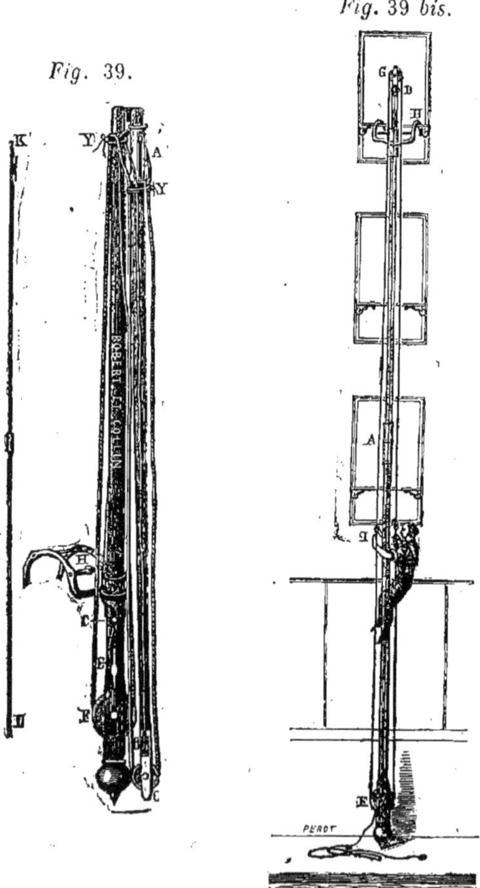

Fig. 39.

Fig. 39 *bis.*

L'appareil fig. 39 et 39 *bis* se compose d'une hampe en bois de 12 à 15 m. de longueur et de 4 centimètres de diamètre en moyenne. La base a 6 centimètres de diamètre ; elle est garnie de plomb et se termine par une pointe en acier qui permet d'ancrer le tout dans le sol, tout en lui laissant la facilité de pivoter.

La hampe est articulée en deux ou trois parties, comme on le voit fig. 39, où les cordes sont maintenues par deux grosses ficelles nouées YY. Cette construction rend le transport de la hampe plus facile. Les articulations sont consolidées rigides au moyen de coulants ou viroles A.

La poulie B de 6 centimètres de diamètre sert de point d'appui à une corde de 5 millimètres de diamètre, qui, grâce à une légère traction, élève les deux crochets H jusqu'au-dessus d'un balcon. Les deux extrémités de cette corde sont passées dans deux pitons C qui lui servent de conducteurs : sous l'un, un nœud est fait à la corde qu'il arrête ; sur l'autre, on fait la traction de la corde, que l'on enroule ensuite autour du taquet E.

Une deuxième poulie F, ayant 25 centimètres de diamètre, est placée à la partie inférieure de la hampe : une corde de 15 millimètres environ de diamètre la met en communication avec la troisième poulie G, de 15 centimètres de diamètre, qui est placée au sommet. La corde, enroulée ainsi sur les deux poulies F et G, est assemblée à une ceinture de sauvetage ou à un nœud de chaise (comme on le voit en I), et sert à l'ascension des sauveteurs ou à la descente des incendiés (fig. 39 *bis*).

Nota. Les deux poulies B et G, situées au sommet de la hampe, sont placées dans des mortaises en cuivre ; la poulie F est placée dans une mortaise pratiquée dans le bois même de la hampe.

Une tige de bambou, divisée en deux parties, est figurée en K : ces parties s'assemblent à frottement dans un trou pratiqué au centre des deux crochets H, et servent, au besoin, de porte-amarre, comme ceux qui sont indiqués aux fig. 41 et 45.

Fig. 40.

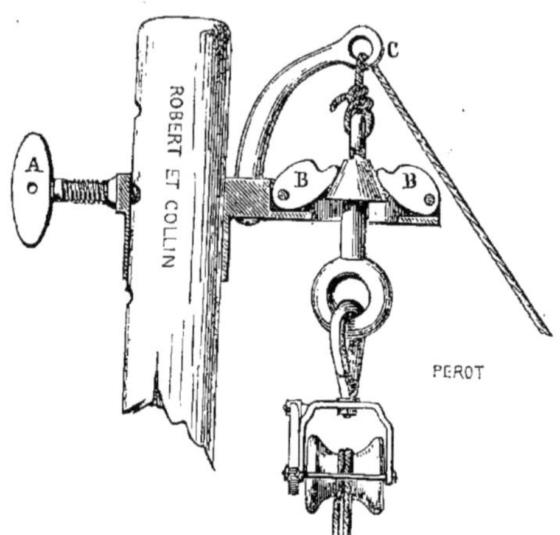

Cet appareil est destiné à faire monter une poulie ou tout autre corps lourd au sommet d'une hampe déjà dressée ; il se compose :

1° D'une hampe ;

2° D'une virole en fer adaptée au sommet de la hampe, sur laquelle on la fixe à l'aide d'une vis de pression A. La virole est elle-même enserrée dans un anneau métallique d'où se projette une courte barre horizontale, terminée par une ouverture circulaire aux bords intérieurs de laquelle sont articulés deux clapets BB : dans cette ouverture on introduit de bas en haut un cône en fer portant à chaque extrémité un anneau. Sur la barre métallique dont nous venons de parler est adhérente une tige courbe terminée par un anneau C.

Voici maintenant comment fonctionne cet appareil :

A l'anneau supérieur du cône on attache une corde de 5 millimètres, qui est ensuite passée dans l'anneau C, d'où on la laisse pendre jusqu'à terre.

A l'anneau inférieur du cône est accrochée une poulie garnie de la corde de sauvetage. Cette poulie n'est montée jusqu'au sommet de la hampe que lorsque celle-ci a été dressée,

et il suffit alors d'une simple traction de la petite corde passée
en C pour faire monter le cône muni de la poulie; le cône pénètre dans l'ouverture pratiquée dans la barre horizontale où

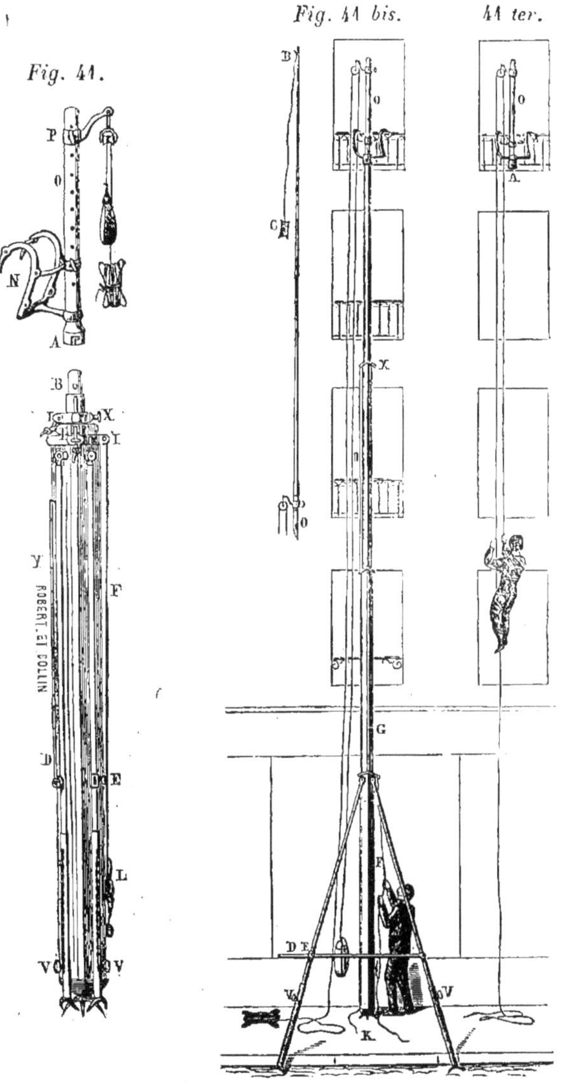

les deux clapets BB le laissent entrer, puis le fixent. Dès lors la poulie peut être utilisée pour le sauvetage.

Tel était le moyen que nous employions avant d'avoir trouvé l'appareil 38, auquel nous donnons la préférence.

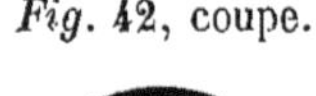

Fig. 41, 41 bis, 41 ter et Y.

Cet appareil se compose d'un porte-crochets et d'une poulie qui s'assemblent à vis ou à baïonnette en A sur un appareil en cuivre, formé de trois tubes de 4 mètres de longueur chacun [1]. Ces tubes, emboîtés les uns dans les autres, se développent à coulisse par une manœuvre imitée de l'échelle de M. Bomblin, avec un emboîtement de 50 centimètres à chaque assemblage. Les trois tubes, lorsqu'ils sont rentrés les uns dans les autres, ne présentent que 4 mètres 30 centimètres de hauteur et n'ont que 29 kilogr. de poids. — Le diamètre du tube extérieur est de 5 centimètres; sa paroi, comme celle des

Fig. 42, coupe.

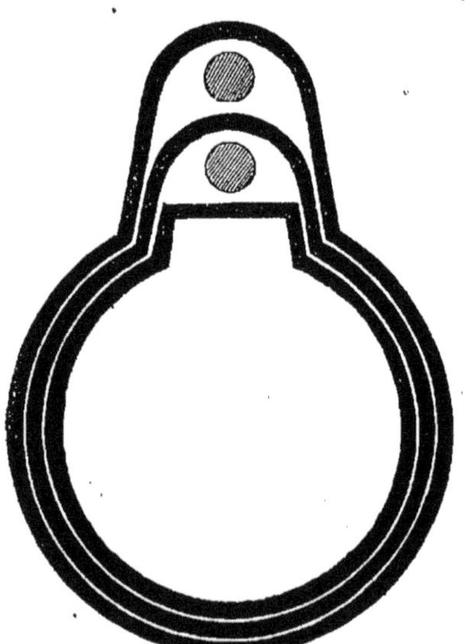

---

[1] Nos tubes ont été construits avec la plus grande perfection par M. L. Vicaire, manufacturier à Paris.

autres, est de 1 millimètre et demi d'épaisseur. Les nervures, destinées à recevoir à l'intérieur les deux cordes de traction, ont 3 centimètres de saillie. (Voir la coupe, fig. 42.)

Cet appareil, construit avec les dimensions que nous venons d'indiquer, a été expérimenté par nous ; mais nous n'avons pas tardé à reconnaître qu'au lieu d'une seule nervure il en faut trois, et que les tubes doivent être seulement de 3 mètres chacun, ce qui diminue la portée de l'appareil, mais en assure la solidité. On peut, d'ailleurs, et dans ces conditions, emboîter quatre longueurs de 3 mètres au lieu de trois de 4 mètres.

La manœuvre de cet appareil ne nous présenta aucune difficulté ; mais une oscillation se fit sentir dans la partie supérieure, et nous fûmes amené à construire l'appareil 41 *bis*, qui joint aux avantages de celui que nous venons de décrire ceux d'une solidité parfaite.

Cet appareil se compose de quatre tubes en cuivre tirés au banc et emboîtés les uns dans les autres. Le diamètre du tube extérieur est de 7 centimètres dans sa partie ronde ; les parois ont 1 millimètre et demi d'épaisseur. Chaque tube a une longueur de 3 mètres 30 centimètres. Les quatre tubes, rentrés les uns dans les autres (fig. Y), ne présentent qu'une longueur de 3 mètres 50 centimètres, et leur poids, y compris les pieds dont nous parlerons tout à l'heure, ne dépasse pas 40 kilog. : ils sont donc d'un transport facile.

Fig. 43.

Les tubes présentent chacun extérieurement trois nervures ; celles du plus grand offrent une saillie de 4 centimètres. (Voir la coupe, fig. 43, qui est de grandeur naturelle). Les nervures du second tube sont emboîtées dans celles du premier, celles du troisième dans celles du second, et celles du quatrième dans celles du troisième. La crête supérieure d'une des nervures, sur chaque tube, est terminée par une petite poulie I, sur laquelle vient s'engager, de dehors et de bas en haut, une corde de 5 millimètres de diamètre (une des cordes F G H) qui fournira le moyen de développer l'appareil. En effet, la corde

Fig. 43.

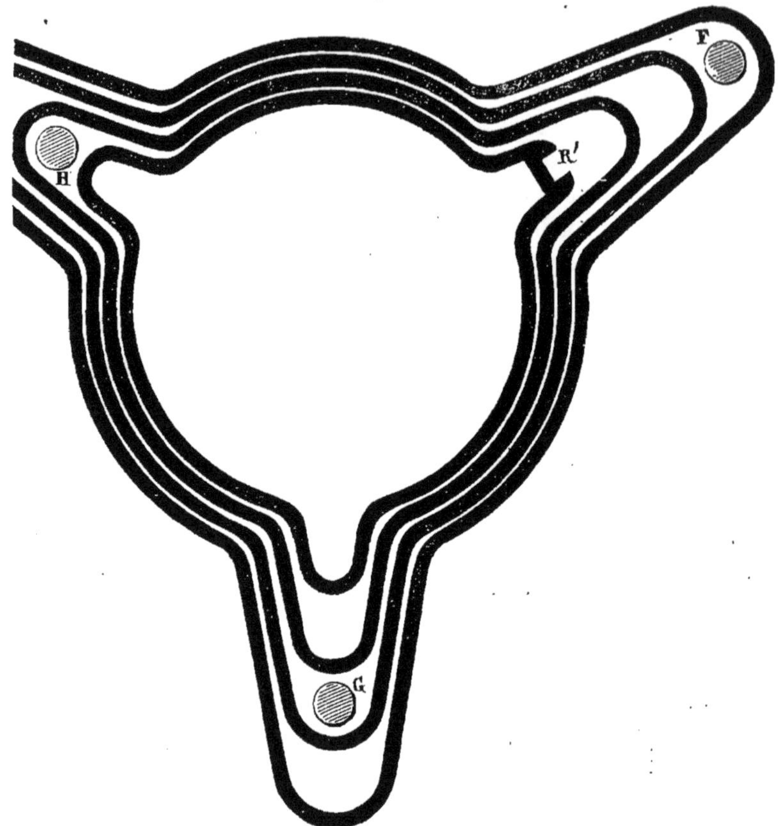

F descend de la poulie dans la première nervure, et passe ensuite dans la seconde nervure par une ouverture pratiquée à 50 centimètres de son extrémité inférieure, à la base de laquelle elle est arrêtée par un nœud. — La corde G est attachée à la crête de la deuxième nervure du premier tube, d'où elle s'élève jusqu'à la poulie fixée à la crête de la nervure correspondante du deuxième tube, et elle y joue, par rapport au troisième tube, le rôle que la corde F remplit pour le deuxième;

il en est de même pour la corde H par rapport au quatrième tube.

Notons que dans une des nervures du quatrième tube est pratiquée une rainure R dans laquelle s'engage une vis X, qui arrête l'ascension de ce tube à 50 centimètres de sa partie inférieure.

On comprend que la moindre traction faite du dehors sur la corde F doit avoir pour résultat d'élever le second tube, que tire de bas en haut le nœud formé au-dessous de la nervure qui appartient à ce tube. Le même mécanisme, adapté sur le second et sur le troisième tube, élève le troisième et le quatrième. — Il suffit, d'ailleurs, de faire la traction sur la corde F pour faire fonctionner en même temps les deux autres et élever les tubes [1].

Les cordes sont, ainsi que nous l'avons indiqué, adaptées de telle sorte qu'en élevant les tubes elles laissent engagée dans chacun d'eux une longueur de 50 centimètres du tube qui y était emboîté : cette disposition a pour but de donner plus de solidité à l'appareil.

Deux tiges de bois (CC) sont rattachées au tube extérieur par des articulations métalliques et forment avec son extrémité inférieure un véritable trépied qui assure à l'appareil une assise sérieuse. Ces deux tiges sont arrêtées à tous les degrés d'écartement par la traverse D, au moyen de la vis de pression E ; d'autre part, elles s'allongent ou se raccourcissent à coulisse, suivant que les inégalités du sol peuvent l'exiger : deux vis d'arrêt (VV) les fixent au point que l'on juge bon.

Avant de dresser l'appareil, on assemblera le porte-crochet A avec la partie B (fig. 41 et fig. Y); puis on s'assurera de l'exacte perpendicularité des tubes par rapport aux pieds, que l'on aura fixés sur le sol.

---

[1] Nous devons noter qu'à l'extrémité inférieure du plus gros des tubes on peut, au besoin, placer une poulie qui servirait à conduire à l'intérieur des tubes une corde destinée à les faire redescendre, si, par suite d'une circonstance quelconque, leur maintien devenait nuisible.

L'appareil étant posé, on fera une traction, comme on le voit, avec la corde F, qui élève les tubes en face de la fenêtre où l'on veut opérer; puis on enroulera cette corde autour du taquet L (fig. Y), ce qui fixera les tubes au degré d'élévation où on les aura dressés.

Le porte-crochet J et ses accessoires, la poulie et sa corde, sont placés, soit à un balcon, soit à une barre d'appui de la fenêtre, comme on le voit figure 41 *bis*; puis, à l'aide d'un mouvement de rotation de l'assemblage à baïonnette A et B, si les tubes sont gênants à cause de l'existence de saillies, on les retire, et la manœuvre de sauvetage s'exécute alors, à l'aide de la poulie, comme on le voit fig. 41 *ter*.

Les crochets N, comme le porte-poulie P, sont disposés pour être arrêtés au degré d'élévation qui sera nécessaire, et cela grâce à des vis de pression s'appliquant sur la tige O, qui se compose d'un tube de cuivre rempli d'un cylindre en bois.

On peut modifier la grandeur des crochets suivant les points où l'on aura à les appliquer.

Dans le cas où l'appareil que nous venons de faire connaître sous la fig. 41 *bis* ne permettrait pas d'atteindre à l'étage voulu, on pourrait y ajouter une flèche ou porte-amarre, que nous représentons à côté de la fig. 41. Cette flèche en bambou se compose de plusieurs parties, de 2 mètres 30 centimètres chacune, que l'on assemble à frottement d'abord au sommet de la tige O, puis successivement les unes au bout des autres, comme cela a lieu pour une ligne de pêche.

L'extrémité supérieure B porte un taquet sur lequel est fixée une corde un peu plus grosse que celle de la mèche d'un fouet, et dont la masse est enroulée sur une planchette C. Dès que le balcon ou l'appui de croisée a été atteint, la corde dont nous venons de parler est détachée de la planchette par les incendiés, et aussitôt, grâce à elle, les personnes du dehors peuvent faire parvenir un appareil complet de sauvetage (fig. 35 ou fig. 36 et 37 *bis*) ou une corde à nœuds.

Fig. 44.

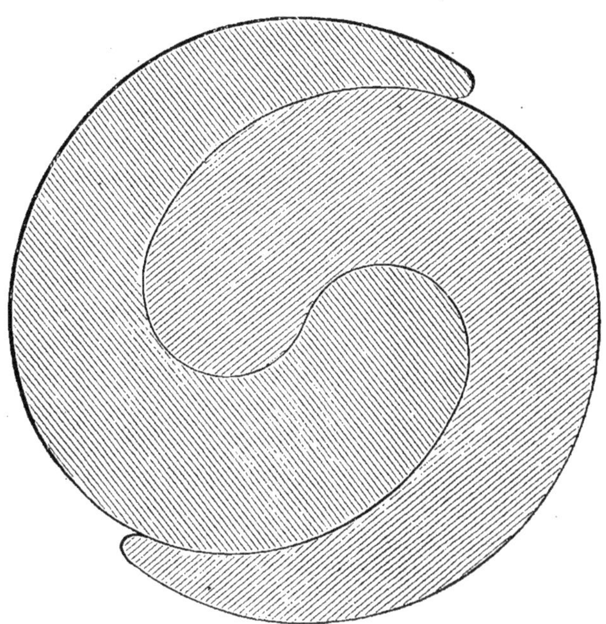

La figure 44 représente la coupe d'une colonne en bois formant coulisse, d'après le système Bomblin, et destinée par
nous à élever les crochets avec la poulie. Nous en devons la
fabrication très-difficultueuse à la maison Cail et Ce.

Fig. 45.

Porte-amarre pour mettre les incendiés en communication
avec les personnes du dehors.

Ce porte-amarre se compose d'un cylindre en bois ordinaire
de 2 mètres 30 centimètres de longueur et de 4 centimètres de
diamètre. Ce cylindre est terminé d'un bout par une virole en
cuivre sur laquelle s'adaptent successivement quatre ou cinq
bambous de même longueur, garnis à chaque extrémité d'une
virole interne et d'une virole externe, qui permettent de les

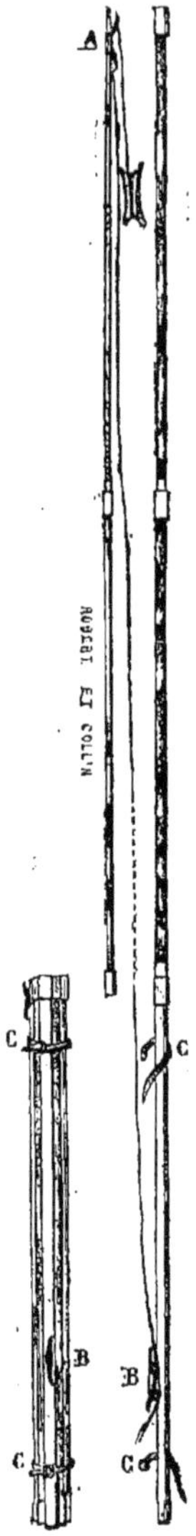

ROBERT ET COLLIN

Fig. 45.

assembler à frottement, comme les bouts d'une ligne de pêche.

L'extrémité de ce porte-amarre est garnie d'un taquet A auquel on fixe une ficelle à fouet qui arrive ainsi facilement aux mains des incendiés et permet de leur transmettre, comme nous l'avons indiqué page 48, des appareils de sauvetage. Cette ficelle déroulée de son enrouloir (petite plaque en tôle), se relie en outre à un deuxième taquet fixé à la base B.

Cet appareil se démonte et s'assemble par deux courroies CC, adhérentes à la perche en bois.

Nous ne dissimulerons pas que nous préférons la balle (fig 34) à ce porte-amarre.

Fig. 46.

Nous avons pensé qu'il pourrait être utile qu'une poulie dormante (fig. 8) ou à double effet (fig. 10) fût adaptée à l'échelle des sapeurs-pompiers. Pour cela nous proposons :

1° D'entourer à droite et à gauche les deux montants à l'angle externe des crochets de deux bandes de tôle comme on le voit en AA. Ces deux bandes sont terminées par des saillies formées par un doublement de la tôle et qui sont percées de deux trous carrés dans lesquels on fait entrer rapidement l'arbre carré de là poulie qui, par suite de cette forme de construction, ne peut tourner. Une des extrémités de l'arbre [1] est fendue en deux parties, dont

[1] En vue de cet emploi, l'arbre de la poulie est en acier.

l'une fait une saillie épaulée. Grâce à la fente, cette extrémité de l'arbre entre facilement dans le deuxième montant, d'où, à cause de la saillie, elle ne peut sortir sans l'intervention de l'opérateur, qui doit pour cela serrer l'extrémité B, de manière à annuler l'arrêt naturel formé par la saillie.

Cette construction laisse l'échelle indépendante de la poulie et de la corde, qu'on n'y adapte qu'à volonté.

La poulie est en bois léger; elle est couverte d'une feuille de cuivre repoussée dans la gorge sur laquelle la corde est enroulée d'avance.

L'échelle n'est donc pas trop chargée par cette addition. La corde de sauvetage enroulée sur l'enrouloir C

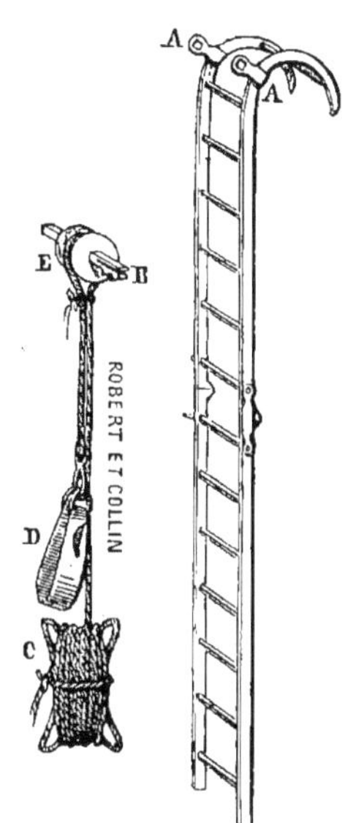

(fig. 46), la ceinture de sauvetage D, munie de son taquet, et la poulie E, forment un ensemble que nos sapeurs porteront facilement, soit sur l'épaule, soit en écharpe, et personne mieux qu'eux ne saura tirer parti de la poulie adaptée ensuite à leur échelle.

SABOTS PORTE-A-PLAT POUR ÉCHELLES. — L'importance du rôle de l'échelle, dans le sauvetage par les sapeurs-pompiers, avait déjà attiré notre attention sur cette machine, et nous avions été amené à proposer la modification indiquée sous la fig. 46 ; la réflexion nous a conduit à introduire une seconde modification utile à tous ceux qui ont à employer ce moyen d'ascension. Cette modification a pour but d'empêcher le glissement de l'échelle sur le sol, qui lui sert de point d'appui inférieur, et sur lequel un aide, un poids ou une enveloppe d'étoffe sont les seuls moyens en usage actuellement pour la maintenir.

Notre *sabot porte-à-plat* est formé de deux plaques en tôle,
fer, acier ou tout autre métal, assemblées à bascule, au moyen
d'un clou rivé transversalement à chaque pied de l'échelle,
comme on le voit fig. 47 et 47 *bis ;* de cette façon, l'échelle
porte toujours à plat sur le sol, quelle qu'en soit l'inclinaison.

Fig. 47.

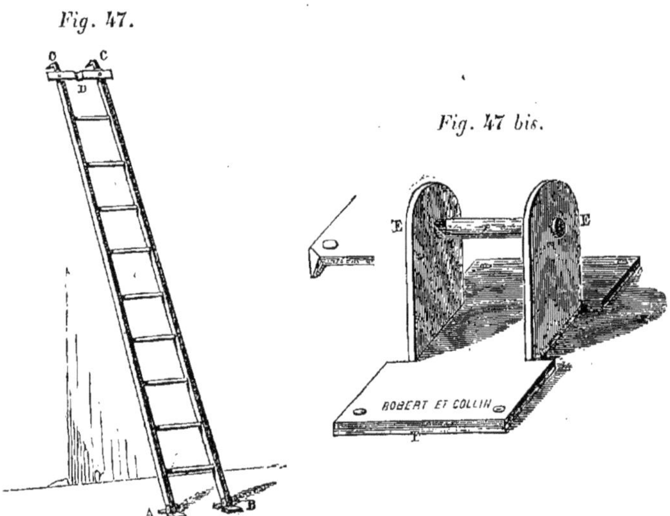

Fig. 47 bis.

Le dessous des plaques est garni d'un morceau de cuir ou de
gutta-percha fixé par des clous ou une ficelle et destiné à empêcher le glissement sur le parquet, les pierres, le bitume ou
autres matières lisses. On peut encore munir le côté des plaques
portant sur le sol de pointes en acier, piqûre en rape, ou ployer
ces plaques à leur quatre angles, comme on le voit en O,
fig. 47 *bis*, de manière à former quatre pointes-arrêt.

Pour les échelles les plus ordinaires, celles, par exemple,
qu'emploient les ouvriers chargés de nettoyer les devantures,
nous adaptons des plaques de tôle (fig. 47 *ter*) ayant : 10 centimètres de longueur, 5 centimètres de largeur, 2 millimètres
d'épaisseur.

Pour les échelles à incendie, celles du système Bomblin, par exemple, on augmentera ces mesures proportionnellement à la dimension des pieds et à la hauteur de l'appareil.

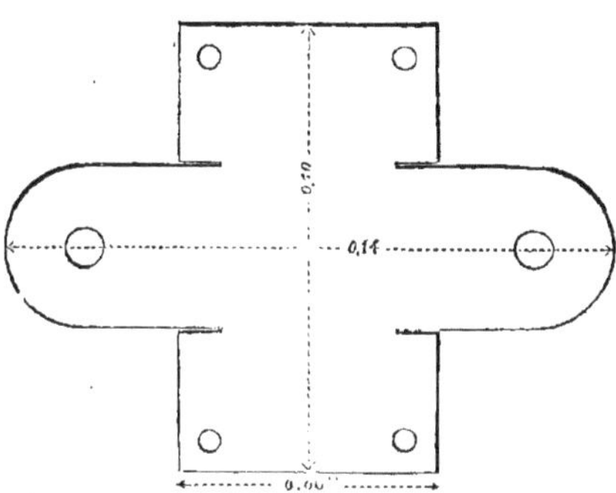

Fig. 47 ter.

Nous recommandons, en outre, de munir l'extrémité supérieure des deux montants des échelles de crochets en acier de 2 à 3 centimètres de saillie, qui compléteront les mesures de précaution et rendront le service de ceux que nous avons indiqués fig. 47.

ANNEXES.

SECOURS

AUX NOYÉS, AUX ASPHYXIÉS, AUX BLESSÉS

Par M. CHARRIÈRE

LAURÉAT DE L'ACADÉMIE ROYALE DES SCIENCES EN 1836,
LAURÉAT DE L'ACADÉMIE IMPÉRIALE DE MÉDECINE EN 1858.

Au moment où nous livrons au public le résultat de nos recherches pour sauver les incendiés, il ne nous paraît pas déplacé de réunir sous une même couverture la notice des différents appareils que nous avions antérieurement créés pour les secours à porter aux noyés, aux asphyxiés et aux blessés.

Les Ministères de la guerre et de la marine, l'Administration des postes, la Compagnie du chemin de fer de l'Est, la Société internationale de secours pour les blessés, ont presque toujours adopté nos modèles, et, lorsque des modifications ou des créations leur ont paru nécessaires, c'est à notre maison qu'ils ont bien voulu en confier la fabrication. Cette confiance nous paraît le meilleur des titres à faire valoir et la sanction de nos travaux.

En 1840, l'*Esculape* du 29 novembre analysait ainsi une brochure que nous venions de publier :

« La question du sauvetage est une de celles qui doivent fixer d'une manière toute particulière l'attention des sociétés dites philanthropiques; aussi voyons-nous que, depuis quelque temps surtout, des modifications ont été apportées aux instruments grossiers dont on se servait jadis pour porter des secours aux noyés. Cependant, M. Charrière a raison de le dire, il reste encore beaucoup à faire, et l'humanité a en quelque sorte le droit de réclamer de nouveaux perfectionnements. Il suffit, pour s'en convaincre, de savoir que les instruments dont on s'est servi jusqu'à ce jour, en France du moins, pour saisir les noyés au fond de l'eau, ne sont que des *gaffes* ou *crocs aigus* qui peuvent donner la mort aux malheureux que l'on cherche à sauver.

» Les dragues imaginées par M. Charrière, et dont on trouve des modèles dans sa brochure, mettent évidemment à l'abri de cet inconvénient majeur, et sont, sans contredit, préférables à tout ce qui a été fait dans le même but. Nous en avons vu faire l'essai sur la Seine; nous avons nous-même dirigé quelques-unes de ces manœuvres, et il nous a été facile de nous convaincre des avantages que ces instruments doivent offrir. Nous ne voulons pas dire par là que c'est le *nec plus ultrà*. M. Charrière nous en prévient lui-même : « Je n'ai pas la prétention, » dit-il, d'avoir atteint le degré de perfection désirable. Je me » sentirai très-heureux si mon travail peut provoquer de nou- » velles améliorations. » Nous pensons donc que la direction donnée par M. Charrière à des recherches subséquentes sur ce sujet est très-heureuse, et que la nouvelle voie ouverte par lui sera fructueusement suivie par ceux qui ont mission de s'occuper d'une manière spéciale d'une question aussi importante.

» La seconde partie de cette brochure traite des instruments qui doivent entrer dans la composition des boîtes de secours pour les noyés et les asphyxiés. Nous ne pouvons point entrer ici dans des détails sur chacune de ces pièces. Bornons-nous à dire d'une manière générale que M. Charrière ne s'est pas contenté d'ajouter quelques instruments utiles qui ne figurent point dans les anciennes boîtes; il a encore modifié d'une manière très-avantageuse à plus d'un titre plusieurs appareils.

Une seule citation mettra le lecteur à même de juger de l'exactitude de notre appréciation : l'appareil à fumigation qui se trouve dans les anciennes boîtes est composé d'un soufflet ordinaire, d'une espèce de cafetière en fer-blanc et d'un tuyau, le tout confectionné, nous devons le dire, d'une manière médiocrement grotesque. — Celui de M. Charrière est composé d'une seringue avec piston à double parachute [1], à laquelle on adapte un robinet à double effet; d'une boule métallique dans laquelle on place les aromates, et d'une canule en gomme élastique. L'aspect seul de ces deux appareils, nous pouvons le dire hardiment, ne saurait laisser l'homme le moins impartial dans l'embarras du choix. Ajoutons que les nouvelles boîtes de M. Charrière sont disposées avec tant d'art que, quoique plus petites que les anciennes, elles contiennent un plus grand nombre de pièces. C'est à tel point que tout nous porte à penser que ces nouvelles boîtes de secours seront favorablement accueillies par MM. les membres du Conseil de Salubrité, qui sont toujours disposés à accepter avec reconnaissance toutes les modifications utiles.

Boîtes de Secours pour les blessés et les asphyxiés (MOD. CH.) [2]

TELLES QU'ELLES SONT FOURNIES AUX MINISTÈRES DE LA GUERRE, DE LA MARINE ET AUTRES ADMINISTRATIONS.

Afin de rendre l'usage de ces instruments plus à la portée de tout le monde, on a ajouté, sous le couvercle de chaque caisse, la nomenclature de son contenu, avec les figures correspondantes, par ordre de numéros.

[1] C'est sur ces mêmes principes qu'ont été établis les modèles de caisses de secours pour les chemins de fer et les services de santé, soit civils, soit militaires.

[2] Dragues de sauvetage et nouveaux instruments pour donner des secours aux asphyxiés (brochure in-8°, juin 1840), et Catalogue de 64 pages, publié par M. Charrière, où sont indiqués tous les appareils et ustensiles d'hygiène destinés aux malades.

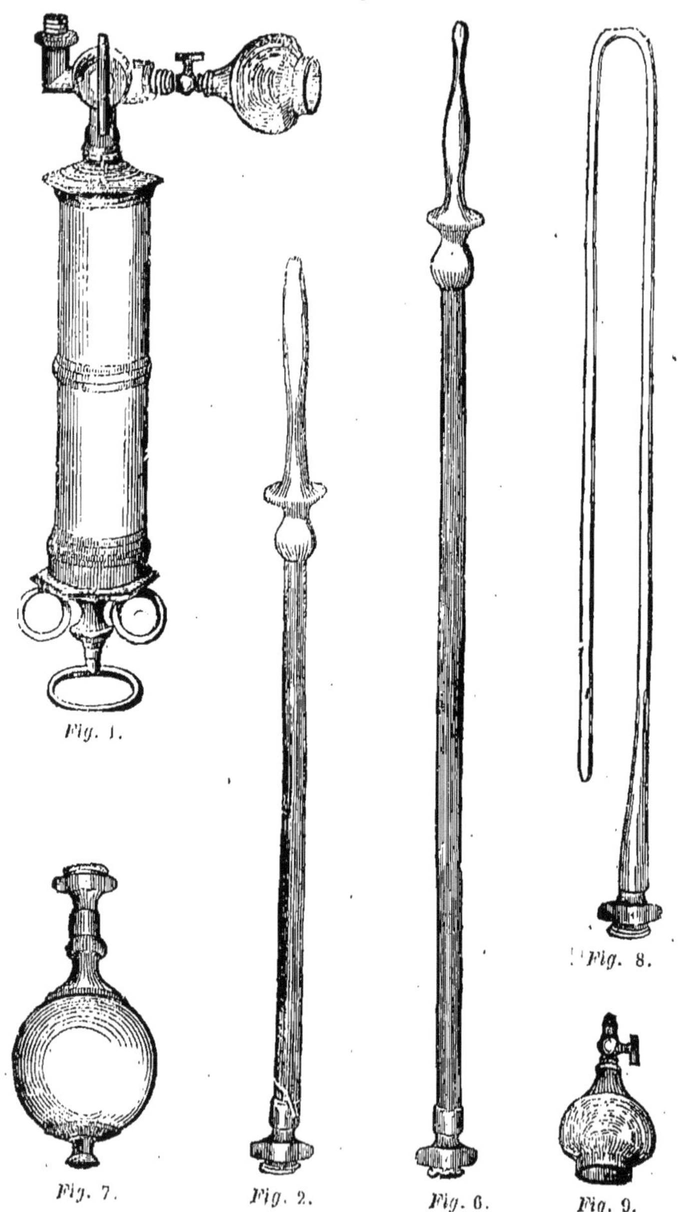

Fig. 1.

Fig. 7.

Fig. 2.

Fig. 6.

Fig. 8.

Fig. 9.

FIG. 75.

Fig. 75. (*Suite.*)

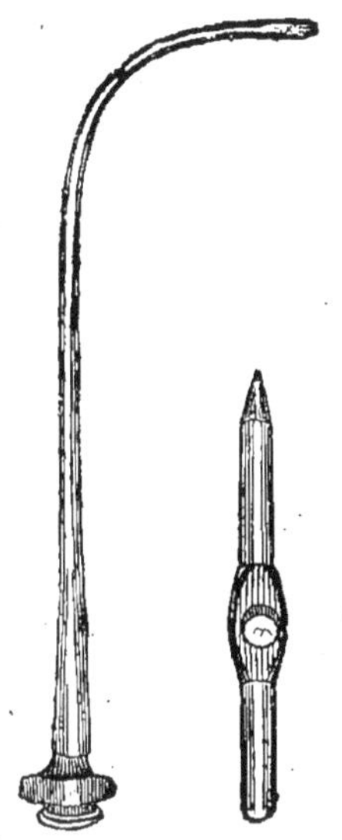

Fig. 3.   Fig. 4.   Fig. 11.   Fig. 10.   Fig. 5.

BOÎTE N° 1 (FIG. 75).

1. Paire de ciseaux à pointes mousses pour couper les vêtements.
2. Peignoir en laine, bonnet d° assemblés.
3. Deux seringues, piston à double parachute (mod. Ch.), avec robinet à double effet. L'une sert spécialement aux fumigations, et l'autre à toutes les autres indications (fig. 1).
4. Canule à narines, qui sert à retirer les mucosités des fosses nasales (fig. 2).
5. d° élastique, pour retirer les mucosités de la trachée (fig. 3).
6. Flacon d'huile de pied de bœuf.
7. Bandage à six chefs croisés, pour faire exécuter à la poitrine et au ventre les mouvements qui ont lieu pendant la respiration.
8. Double levier en bois, pour commencer à ouvrir la bouche.
9. d° à bascule, pour tenir la bouche ouverte.
10. Bâillon pour ouvrir la bouche, et destiné à être placé entre les dents; l'ouverture du milieu sert de passage aux sondes (fig. 4).
11. Deux gants en crin pour frictions (Catal., pl. 47).
12. Strigille ou brosse à rouleau, pour faire des frictions (fig. 5).
13. Bassinoire en cuivre.
14. Lampe à esprit-de-vin, avec sa bouillotte.
15. Réservoir pour l'alcool.
16. Tuyau et canule fumigatoire,

que l'on visse sur le robinet de la seringue à fumigations (fig. 6).

17. Pipe ou boîte à fumigations (fig. 7).

18. Boîte contenant diverses espèces aromatiques, etc.

19. Sonde œsophagienne à triple tissu (mod. Ch.) (fig. 8).

20. Verre à ventouses, que l'on applique directement au robinet de la seringue (fig. 9).

21. Canule pour lavements (fig. 10).

22. do plongeante, que l'on monte sur le même robinet, et qui sert à remplir la seringue de liquide médicamenteux (fig. 11).

23. Aiguille pour dégorger les canules.

24. Plumes pour chatouiller la gorge.

25. Cuiller en fer étamé, abaisse-langue.

26. Gobelet en étain.

27. Biberon do.

28. Bouteille couverte d'osier, contenant de l'eau-de-vie camphrée.

29. Flacon contenant de l'eau de mélisse spiritueuse.

30. Petite boîte contenant de l'émétique.

31. Deux bandes à saigner, des bandes roulées, des compresses et de la charpie.

32. Deux lancettes avec leur étui.

33. Sachet en toile, contenant du soufre et du camphre, pour les objets en laine.

34. Paquet d'amadou.

35. Briquet à frottement avec des allumettes.

Prix de la boîte complète. 180 »

Nota. Sur chacune des pièces est gravé, d'une manière très-visible, le numéro correspondant à celui qui se trouve sur cette liste. Par ce moyen, les manœuvres se feront avec plus de promptitude, et toutes les personnes pourront, à la rigueur, préparer les différents appareils.

Nos boîtes sont en chêne, compartimentées, à fortes parois et à feuillures, avec équerres pour en maintenir l'ouverture ; elles ferment avec serrure et moraillon. A l'extérieur se trouvent deux poignées, auxquelles on peut adapter une bande en cuir, qui, croisée sur les épaules du porteur, facilite le transport.

Telles sont les boîtes de secours, adoptées comme modèle type par le Conseil de Santé des armées, que nous fournissons aux ministères, au gouvernement hollandais, à la Société des naufrages de Paris, etc.

BOÎTE N° 2.

Ne renfermant que les objets absolument indispensables :

1. Paire de ciseaux à pointes mousses pour couper les vêtements.
2. Peignoir en laine.
3. Bonnet d°.
4. Seringue piston à double parachute (fig. 1).
5. Canule à narines (fig. 2).
6. Flacon d'huile de pied de bœuf.
7. Double levier en bois, pour commencer à ouvrir la bouche.
8. Bâillon terminé en pointe d'un côté (fig. 4).
9. Deux gants en crin pour frictions.
10. Bassinoire, réservoir en cuivre et lampe.
11. Bouteille en fer-blanc pour l'esprit-de-vin.
12. Canule pour lavements, que l'on monte sur le robinet de la seringue (fig. 10).
13. d° plongeante (fig. 11).
14. Aiguille pour dégorger les canules.
15. Plumes pour chatouiller la gorge.
16. Cuiller en fer étamé, abaisse-langue.
17. Gobelet en étain.
18. Biberon d°.
19. Bouteille couverte d'osier, contenant de l'eau-de-vie camphrée.
20. Flacon contenant de l'eau de mélisse spiritueuse.
21. Petite boîte contenant plusieurs paquets d'émétique, de deux grains chacun.
22. Deux bandes à saigner, des bandes roulées, des compresses et de la charpie.
23. Deux lancettes avec leur étui.
24. Sachet en toile, contenant du soufre et du camphre, pour les objets en laine.
25. Briquet à frottement avec des allumettes.

Prix de la boîte complète. 135 »

Nous avons établi pour le Ministère de la marine impériale, et d'après les indications du Conseil de Santé, un nouveau modèle de boîtes de secours, que nous avons fourni dans les établissements maritimes et dans un grand nombre de petites localités; il est établi d'après les mêmes principes que les précédentes, et se compose comme il suit :

Boîte de Secours adoptée par le Ministère de la marine et des colonies, et par l'Administration des postes [1].

Objets contenus dans cette boîte :

1. Paire de ciseaux pour couper les vêtements.
2. Peignoir avec capuchon en molleton blanc.
3. Seringue piston à double parachute, avec robinet à double effet (mod. Ch.) (fig. 1).
4. Canule à narines pour l'extraction des mucosités par les fosses nasales (fig. 2).
5. Sonde œsophagienne avec ajoutage métallique pour être monté sur le robinet de la seringue (fig. 8).
6. Verre à ventouse à robinet s'adaptant au robinet de la seringue (fig. 9).
7. Flacon d'huile de pied de bœuf.
8. Bâillon en buis, avec ouverture centrale, pour donner un libre passage aux sondes œsophagiennes (fig. 4).
9. Deux gants en crin, à frictions (Catal., pl. 47).
10. Bassinoire en cuivre, avec manche à vis.
11. Bouilloire avec lampe à esprit-de-vin.
12. Bouteille en fer-blanc contenant de l'alcool.
13. Canule plongeante (fig. 11).
14. Canule à lavements s'adaptant à la seringue (fig. 10).
15. Aiguille ou tige pour dégorger les canules.
16. Plumes pour chatouiller la gorge.
17. Cuiller en fer étamé, dont le manche sert d'abaisse-langue.
18. Gobelet en étain.
19. Bouteille recouverte d'osier, avec eau-de-vie camphrée.
20. Flacon d'eau de mélisse spiritueuse.
21. d° de vinaigre fort.
22. Cent grammes de sel gris.
23. Quatre bandes en toile, six compresses pour premier pansement et de la charpie.
24. Sachet en toile, contenant du soufre, du camphre, pour la conservation des objets en laine.
25. Briquet avec allumettes.
26. Instruction pour les soins à donner aux noyés et asphyxiés.

Prix de cette boîte. . 120 »

[1] La nomenclature officielle de la nouvelle caisse pour les bâtiments de l'État est conforme au *modèle-type* que, depuis 1832, M. Charrière a été chargé par le Conseil de santé du ministère de la marine d'établir successivement, et auquel il a été fait, en 1866, quelques modifications, qui consistent dans la suppression de certaines pièces et leur remplacement par d'autres. Nous indiquons ces dernières par les lettres A, B, C, D, E, F, G, H.

Nota. L'administration des postes a confié aussi à M. Charrière l'organisation des modèles-types de caisses et demi-caisses d'instruments et

Boîte de Secours (nouveau modèle) adoptée par le **Comité consultatif**
d'hygiène publique pour la **Société de sauvetage.**

1. Paire de ciseaux longs et mousses.
2. Peignoir de laine avec sachet conservateur.
3. Bonnet de laine.
4. Deux frottoirs de laine.
5. Deux brosses de crin.
6. Cafetière à esprit-de-vin, ou caléfacteur.
7. Lampe à esprit-de-vin.
8. Flacon en fer-blanc pour un demi-litre d'esprit-de-vin.
9. Gobelet en étain.
10. Cuiller en fer étamé.
11. Bassinoire à eau bouillante.
12. Marteau.
13. Plumes pʳ chatouiller la gorge.
14. Seringue à longue canule, avec robinet à double effet (fig. 1 et 2).
15. Deux bouteilles d'osier remplies d'eau-de-vie camphrée.
16. Flacon d'eau de mélisse.
17. dᵒ de vinaigre fort.
18. dᵒ d'alcali volatil.
19. Quatre paquets de sel gris.
20. Sac contenant des bandes en toile, des compresses et de la charpie pour premier pansement.
21. Deux éponges.
22. Briquet avec allumettes.

Prix de cette boîte. . 120 »

Chemins de fer. — Boîtes de Secours.

Les premiers modèles de boîtes de secours, établis par
M. Charrière, sous la direction de MM. Oulmont, Devilliers,
Giboin, Gallard, etc., médecins en chef des diverses lignes,
réunissaient un complément d'instruments; la caisse d'amputation était indépendante à volonté, comme la pharmacie, les
appareils à fracture, le linge, la charpie, etc.

La caisse que M. le docteur Oulmont a fait établir par la
Maison Charrière, lors de l'ouverture de la ligne de l'Est, a
servi de type. Son prix est de 250 francs.

La même, avec trousse de chirurgien et tous les accessoires,
moins la caisse d'amputation, est du prix de 180 francs et ne
diffère de la précédente ni par la solidité du coffre, ni par le
complément nécessaire aux besoins du service.

autres objets pour le service de santé des *paquebots-poste*, qui sont les
mêmes que ceux de la marine impériale, ainsi que ceux des *bâtiments
transatlantiques*, etc., etc.

Les caisses pour les navires *baleiniers* sont beaucoup moins complètes.

Ces modèles sont encore employés sur différentes lignes, et ont été aussi adoptés par beaucoup de chemins de fer étrangers; mais leur complément nécessitant un volume assez grand, les administrations ont jugé convenable d'établir des boîtes moins complètes et par conséquent plus portatives. Nous en donnons plus loin les détails.

I.

Composition de la Boîte à pansement qui doit être placée dans les trains de voyageurs. (*Nomenclature officielle* 1.)

Une boîte suffisamment résistante, contenant :
Flacon de perchlorure de fer liquide.
d° d'alcool camphré.
d° d'extrait de saturne.
Pot de glycérolé d'amidon.
Rouleau de taffetas d'Angleterre.
Paquet de charpie.
Des bandes.
Des compresses.
Drap fanon.

Plusieurs cardes de coton.
Paquet d'agaric de chêne.
Trois groupes d'attelles conjuguées '.
Éponge.
Bassin.
Des aiguilles.
Des épingles.
Du fil ciré et des cordons.
Trousse fort simple. (Voyez le détail de la trousse de la ligne de l'Est, ci-après.)

II.

Composition de la Boîte de Secours pour les gares et stations désignées par l'administration supérieure.

Un coffre en chêne à compartiments, contenant :
Flacon d'alcool camphré.
d° d'extrait de saturne.
d° d'ammoniaque.
d° de perchlorure de fer.
d° d'éther sulfurique.
d° de laudanum de Sydenham.
Tous ces flacons sont bouchés à l'émeri.
Pot de glycérolé d'amidon.
Rouleau de taffetas d'Angleterre.

Charpie.
Bandes.
Compresses.
Deux cardes de coton.
Drap fanon avec ses coussins.
Appareil de Scultet.
Deux pelotes de fil ciré.
Paquet d'agaric de chêne.
Gobelet en étain.
Cuiller en fer étamé.
Étui garni d'aiguilles.

¹ Voyez à l'article *Amputation*, le détail officiel de la boîte d'amputation pour les stations médicales.

² .... en toile métallique, de M. Belin. (Voy. l'article *Appareil à fractures* et la pl. 46. (Note de M. Charrière.)

Pelote garnie d'épingles.
Trois coussins en balle d'avoine.
Gouttière en toile métallique, de
  M. Belin, pour fractures.
Dix attelles assorties, du même,
  pour le même usage.
Deux d° articulées, du même.
Bassin.
Éponge.
Tourniquet de J. L. Petit.
Une trousse contenant :
  Rasoir.

Deux bistouris.
Pince à torsion.
  d° à anneaux.
Paire de ciseaux droits.
Sonde en argent pour homme et
  femme (mod. Ch.).
Sonde cannelée.
Spatule.
Stylets assortis.
Lancette.
Aiguilles à suture.
Porte-nitrate et nitrate d'argent.

Copie de la nomenclature des caisses établies pour le chemin de fer de l'Est, placée sous le couvercle de chaque boîte.

Composition réglementaire de la boîte à pansement qui doit être placée dans les trains de voyageurs :

Flacon de perchlorure de fer liquide.
  d° d'alcool camphré.
  d° d'extrait de saturne.
Pot de glycérolé d'amidon.
Rouleau de taffetas d'Angleterre
  (dans son étui en fer-blanc).
Paquet de charpie (250 grammes).
Douze bandes.
Dix-huit compresses.
Plusieurs cardes de coton.
Paquet d'agaric de chêne.
Trois groupes d'attelles conjuguées,
  de M. Belin (cousues dans deux
  draps fanon).
Éponge.

Vase en cuir bouilli ou en fer-blanc.
Des aiguilles.
Des épingles.
Du fil ciré et des cordons.
Trousse fort simple, contenant :
  Paire de ciseaux droits, à tenon
    (mod. Ch.).
  Bistouri droit, à coulant.
  Stylet cannelé en acier.
  Pince à pansement à tenon (mod.
    Ch.).
  Deux lancettes buffle.
  Deux aiguilles à suture.
Six sondes assorties avec mandrins.

Nomenclature officielle de la caisse d'amputation placée dans chaque résidence médicale. Elle est composée, comme celle dont M. Charrière a établi les modèles-types lors de la création des lignes du Nord, de l'Est, de Lyon, de l'Ouest, etc., sous la direction de MM. Oulmont, Devilliers, Giboin et Gallard, médecins en chef de ces lignes (comme aussi pour les boîtes de secours).

Composition de la caisse.

1. Tourniquet, pelote et ligature, du baron Larrey.
2. Trois couteaux, dont un interosseux.
3. Deux bistouris fixes.
4. Scie à amputation et deux lames dont une étroite (mod. Ch.).
5. Pince à esquilles.
6. d° à ligatures et à torsion d'artères, à verrou démontant (mod. Ch.).
7. Pince à artères, ordinaire.
8. Ténaculum.
9. Aiguille d'Astley Cooper.
10. Quatre d° pour suture.
11. Cautère olivaire.
  Tous les manches sont quadrillés et les lames au beau poli.
12. Caisse en noyer ou en chêne.

MINISTÈRE DE LA GUERRE.

SACS ET SACOCHES D'AMBULANCES

(NOUVEAUX MODÈLES.)

Sous la surveillance de MM. les membres du Conseil de santé des armées et d'une Commission présidée par M. le directeur de l'École impériale de médecine et de pharmacie militaire du Val-de-Grâce, nous avons été chargés, mes successeurs et moi, d'établir de nouveaux modèles de sacs et sacoches d'ambulances, dont l'expérience a fait décider l'adoption par Son Excellence M. le ministre de la guerre, qui nous a fait des commandes en date du 10 novembre 1866.

Ces nouveaux sacs et sacoches renferment une collection plus complète d'instruments qui sont casés, ainsi que des attelles en toile métallique et tous les accessoires, dans des conditions de sécurité irréprochable contre toute avarie ; et, sans augmenter le volume du sac, nous avons pu supprimer le rouleau supérieur, pour laisser la place du porte-manteau du soldat.

Les sacoches sont maintenant d'une forme et d'une dimension qui ne gênent plus ni le cavalier ni le cheval.

L'arsenal chirurgical des hôpitaux militaires se compose
actuellement d'une collection d'instruments des modèles les
plus modernes, renfermés dans une série de vingt-neuf boîtes
en chêne, avec coins en cuivre, poignées incrustées, et à cloison intérieure maintenue par un touret.

Parmi cette collection de boîtes se trouvent :

1° Deux caisses d'amputation, différentes l'une de l'autre,
une grande et une plus petite avec tréphines et accessoires
pour le service des ambulances.

2° La boîte à opérations, l'étui à dissection et la trousse,
tous trois d'après le principe de démontage de nos nouvelles
trousses, et tels qu'ils sont fournis au ministère de la guerre
pour messieurs les élèves de l'École impériale de médecine militaire de Strasbourg ; plus, les nouveaux étuis à pansement pour
les infirmiers militaires.

3° Les sacs et sacoches d'ambulance dont les détails sont
indiqués ci-après.

4° Les gouttières et appareils à fracture en toile métallique, etc.

Tous les modèles-types et les fournitures avaient été confiés
à M. Charrière depuis 1832, sur l'avis du Conseil de santé ;
MM. Robert et Collin sont chargés de continuer ces fournitures.

Il en a été de même des trousses et gibernes pour messieurs
les vétérinaires militaires, ainsi que des collections d'instruments de vétérinaire contenus dans les cantines, pour tous les
régiments de cavalerie et tout ce qui s'y rattache, que
M. Charrière a fabriqués sous la direction du Conseil hippia-
trique.

Tous ces divers appareils, présentés par Son Excellence
M. le ministre de la guerre, ont figuré à l'Exposition universelle de 1867. Ils se trouvent à l'arsenal chirurgical de l'École
impériale de médecine et de pharmacie militaire du Val-de-Grâce,

ainsi que les modèles de sacs et gibernes adoptés par la Société internationale des secours aux blessés, qui les a exposés.

Nos successeurs ont, depuis, envoyé à l'Exposition du Havre une caisse de secours, dite mixte, qui a été l'objet d'un rapport très-favorable.

TABLE DE LA DEUXIÈME PARTIE.

ANNEXES.

SAUVETAGE POUR NOYÉS, ASPHYXIÉS, ETC.